妇产科疾病治疗与预防
FUCHANKE JIBING ZHILIAO YU YUFANG

李晓梅　等 主编

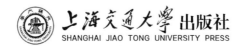

上海交通大学出版社
SHANGHAI JIAO TONG UNIVERSITY PRESS

内容提要

本书立足于临床需要，从实用角度出发，从发病机制、临床表现、辅助检查、诊断和治疗方法等方面系统介绍了妇科常见的炎症、妇科常见的内分泌疾病、妇科常见的性传播疾病、盆底功能障碍性疾病及生殖器官损伤性疾病、妊娠并发症等。本书是一本对妇产科临床工作者大有裨益的专业书籍，可作为妇产科医师进行临床诊疗的参考用书。

图书在版编目（CIP）数据

妇产科疾病治疗与预防 / 李晓梅等主编. --上海：上海交通大学出版社，2022.10
ISBN 978-7-313-25297-5

Ⅰ. ①妇… Ⅱ. ①李… Ⅲ. ①妇产科病－防治 Ⅳ.①R71

中国版本图书馆CIP数据核字(2021)第174721号

妇产科疾病治疗与预防
FUCHANKE JIBING ZHILIAO YU YUFANG

主　　编：李晓梅　等			
出版发行：上海交通大学出版社		地　　址：上海市番禺路951号
邮政编码：200030		电　　话：021-64071208
印　　制：广东虎彩云印刷有限公司			
开　　本：710mm×1000mm 1/16		经　　销：全国新华书店
字　　数：218千字		印　　张：12.5
版　　次：2023年1月第1版		插　　页：2
书　　号：ISBN 978-7-313-25297-5		印　　次：2023年1月第1次印刷
定　　价：198.00元			

编 委 会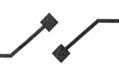

前言

FOREWORD

女性的一生，从出生至临终经历新生儿期、儿童期、青春期、性成熟期、绝经过渡期和绝经后期6个阶段。在这漫长的时期里，尤其是发育成熟后，其婚配、生育等特殊的人生事件，女性生殖生理和生殖内分泌功能均有可能发生异常，同时也会因社会发展及外界环境变化的影响而发生女性感染性病变、生殖器官肿瘤、生殖内分泌疾病等。妇产科学在社会发展及医疗实践过程中应运而生，并逐步成熟。随着医学知识的积累与医疗技术的快速发展，妇产科学，尤其是产科学，从古老的单纯医术开始发展成为近代的医学科学。时至今日，妇产科学已发展成为一个相对独立而又具有很多分支学科的医学，它已经发展成与内科学、外科学及儿科学并驾齐驱的学科。

自2000年以来，妇产科临床诊疗能力快速提高，妇科的微创手术、产科的高危妊娠诊治（尤其是多学科合作）、计划生育的激素避孕以及辅助生殖的基因诊断都取得了显著的成绩。然而，精准医学的目标又为妇产科学提出了新的要求，妇产科学的发展"永远在路上"。

本书立足于临床需要，从实用角度出发，从发病机制、临床表现、辅助检查、诊断和治疗方法等方面系统介绍了妇科常见的炎症、妇科常见的内分泌疾病、妇科常见的性传播疾病、盆底功能障碍性疾病及生殖器官损伤性疾病、妊娠并发症等。本书结构严谨、层次分明、可读性高、可操作性强，注重科学性、实用性的有机统一，具有较高的参考价值，是一本对妇产科临床工作者大有裨益的专业书籍,可作为妇产科医师科学、规范、合理地进行临床诊疗的参考用书。

由于妇产科学内容繁多,且编写时间仓促,故书中存在的疏漏甚或谬误之处,恳请广大读者见谅,并望批评指正。

《妇产科疾病治疗与预防》编委会
2021 年 2 月

目 录

CONTENTS

妇科常见的炎症

第一章

第一节　外阴及阴道炎

外阴及阴道炎是妇科最常见的一种疾病,女性一生中各个时期均可发病。外阴阴道毗邻尿道、肛门,局部潮湿,易受尿液、粪便污染;生育期妇女性生活较频繁,同时外阴阴道为分娩、宫颈及宫腔操作的必经之路,易受损伤及外界致病菌感染;幼女及绝经后妇女雌激素水平低下,阴道上皮菲薄,局部抵抗力低,易受感染。

健康女性生殖道的解剖特点、生理生化特点及局部免疫系统,使阴道对病原体的入侵有自然防御功能。近年来的研究认为,阴道微生态系统与女性生殖系统正常生理功能的维持和各种炎症的发生、发展,以及治疗转归均直接相关。在生理情况下,阴道微生态系统处于生态平衡状态,当阴道的自然防御功能遭到破坏或机体免疫力下降时,阴道微生态系统平衡破坏,病原体易于侵入引起阴道炎。

外阴及阴道炎以白带的性状发生改变及外阴瘙痒为主要临床特点,性交痛也较常见,感染累及尿道时,可有尿痛、尿急、尿频等症状。

一、外阴急性蜂窝织炎

(一)病因

外阴急性蜂窝织炎是外阴皮下、筋膜下、肌间隙或深部疏松结缔组织的一种急性弥漫性炎症。致病菌以 A 族 B 型溶血性链球菌为主,其次为金黄色葡萄球菌及厌氧菌。炎症多由皮肤或软组织损伤,细菌入侵引起。少数也可由血行感染引起。

(二)临床表现

发病较急剧,常有畏寒、发热、头痛等前驱症状。急性外阴蜂窝织炎的特点是病变不易局限化,迅速扩散,与正常组织无明显界限。浅表的蜂窝织炎局部明显红肿、剧痛,并向四周扩大形成红斑,病变有时可出现水疱甚至坏疽。深部的蜂窝织炎局部红肿不明显,只有局部水肿和深部压痛,疼痛较轻,但病情较严重时有高热、寒战、头痛、全身乏力、白细胞计数升高,双侧腹股沟淋巴结肿大、压痛。

(三)治疗

1.全身治疗

早期采用头孢类或青霉素类抗生素口服或静脉滴注,体温降至正常后仍需持续用药 2 周左右。如有过敏史者可使用红霉素类抗生素。

2.局部治疗

局部可采用热敷或中药外敷治疗,如不能控制应作广泛多处切开引流,切除坏死组织后伤口用 3% 过氧化氢溶液冲洗和湿敷。

二、前庭大腺炎

前庭大腺炎又称巴氏腺炎,是由多种细菌感染所致的前庭大腺炎症,生育期妇女多见。前庭大腺位于两侧大阴唇下 1/3 深部,其直径为 0.5～1 cm,它们的腺管长 1.5～2 cm,腺体开口位于小阴唇内侧近处女膜处。由于解剖位置的特殊性,在性交、分娩等情况下,病原体易侵入引起前庭大腺炎。

(一)病因

前庭大腺炎主要致病菌有金黄色葡萄球菌、大肠埃希菌、链球菌、肠球菌、淋病奈瑟菌及厌氧菌等,近年来,随着性传播疾病发病率增加,淋病奈瑟菌、沙眼衣原体所致前庭大腺炎有明显上升趋势。此病常为混合感染。

(二)临床表现

前庭大腺炎可分为 3 种类型:前庭大腺导管炎、前庭大腺脓肿和前庭大腺囊肿。炎症多为一侧。

1.前庭大腺导管炎

初期感染阶段多为导管炎,表现为局部红肿、疼痛及性交痛、行走不便,检查可见患侧前庭大腺开口处呈白色小点,有明显触痛。

2.前庭大腺脓肿

导管开口闭塞,脓性分泌物不能排出,细菌在腺体内大量繁殖,积聚于导管及腺体中,逐渐扩大形成前庭大腺脓肿。患侧外阴部肿胀,疼痛剧烈,偶伴有尿痛和行走困难。妇科检查患侧外阴部红肿热痛,可扪及肿块;当形成脓肿,肿块有波动感,触痛明显,多为单侧,直径为3～6 cm,表面皮肤变薄,脓肿继续增大,可自行破溃,症状随之减轻;若破口小,脓液引流不畅,症状可反复发作。部分患者伴随发热等全身症状,白细胞计数增高,患侧腹股沟淋巴结肿大等。

3.前庭大腺囊肿

炎症急性后期,脓液被吸收,腺内液体被黏液代替,成为前庭大腺囊肿,治疗不彻底时囊肿可反复多次发作。在分娩过程中,会阴侧切将前庭大腺腺管切断,腺内液体无法排出,长期积累也可引起前庭大腺囊肿。初始囊性肿物小,多无症状,肿物增大导致外阴患侧肿大。妇科检查外阴患侧肿大,可扪及囊性肿物,与皮肤粘连,患侧小阴唇展平,阴道口挤向健侧,囊肿较大时有局部肿胀感及性交不适,合并细菌感染时易引起前庭大腺脓肿。

(三)诊断

大阴唇下1/3发生红肿、硬结,触痛明显,行走不便,应该考虑前庭大腺炎。一般为单侧,与外阴皮肤有粘连或无粘连,可用自其开口部挤压出的分泌物作病原微生物检查及抗生素的敏感试验。根据肿块的部位、外形、有无急性炎症等特点,一般都可确诊。必要时可行穿刺进行诊断,脓肿抽出来的是脓液,而囊肿抽出来的是浆液。

(四)治疗

1.前庭大腺炎早期

前庭大腺炎早期可以使用全身性抗生素治疗。由于近年来淋病奈瑟菌所致的前庭大腺炎有上升趋势,所以在用药前最好挤压尿道口,或者取宫颈管分泌物做细菌培养及药敏试验。在获得培养结果之前,可选择广谱抗生素。此外,使用局部热敷或理疗,促使炎症消退。同时应保持外阴局部清洁卫生。

一旦形成脓肿,应切开引流。手术时机以波动感明显为宜。一般在大阴唇内侧下方切开,切口不要过小,以便脓液全部排出,脓液排出后,可采用0.1%聚维酮碘液或1:5 000高锰酸钾溶液坐浴。

2.前庭大腺囊肿

前庭大腺囊肿可行囊肿造口术,方法简单、损伤小,切口选择在囊肿下方,使囊液全部流出,放置引流条以防造口粘连,同时采用0.1%聚维酮碘液或1:5 000高锰酸钾溶液坐浴。

三、外阴溃疡

(一)病因

外阴溃疡常见于中青年妇女,按其病程可分为急性外阴溃疡与慢性外阴溃疡两种。溃疡可单独存在,也可多个融合成一个大溃疡。外阴溃疡多由外阴炎症引起,如非特异性外阴炎、单纯疱疹病毒感染、贝赫切特综合征、外阴结核、梅毒性淋巴肉芽肿,约有1/3外阴癌在早期表现为溃疡。

(二)临床表现

外阴溃疡可见于外阴各个部位,以小阴唇和大阴唇内侧为主,其次为前庭黏膜及阴道口周围。

1.急性外阴溃疡

(1)非特异性外阴炎:溃疡多发生于搔抓后,可伴有低热及乏力等症状,局部疼痛严重。溃疡部位表浅,数目较少,周围有明显炎症。

(2)疱疹病毒感染:起病急,接触单纯疱疹病毒传染源后一般有2~7天的潜伏期,之后出现发热等不适,伴有腹股沟淋巴结肿大和疱疹。溃疡大小不等,底部灰黄,周围边际稍隆起,并伴有高度充血及水肿。初起为多个疱疹,疱疹破溃后呈浅表的多发性溃疡,有剧痛,溃疡多累及小阴唇,尤其在内侧面。溃疡常在1~2周自然愈合,但易复发。

(3)贝赫切特综合征:急性外阴溃疡常见于贝赫切特综合征,因口腔、外阴及虹膜睫状体同时发生溃疡,故又称眼-口-生殖器三联综合征。其病因不明确,病变主要为小动静脉炎。溃疡可广泛发生于外阴各个部位,而以小阴唇内外侧及阴道前庭居多。起病急,常反复发作。临床上分为3型,可单独存在或混合发生,以坏疽型最严重。

坏疽型:多先有全身症状,如发热、乏力等。病变部位红肿明显,溃疡边缘不整齐,有穿掘现象,局部疼痛严重。溃疡表面附有大量脓液或污黄至灰黑色的坏死伪膜,除去后可见基底不平。病变发展迅速,可形成巨大蚕食性溃疡,造成小阴唇缺损,外表类似外阴癌,但边缘及基底柔软,无浸润。

下疳型:较常见。一般症状轻,病程缓慢。溃疡数目较多、部位较浅。溃疡周围红肿,边缘不整齐。常在数周愈合,但常在旧病灶愈合阶段,其附近又有新的溃疡出现。

粟粒型:溃疡如针头至米粒大小,数目多,痊愈快。自觉症状轻微。

2.慢性外阴溃疡

（1）外阴结核：罕见，好发于阴唇或前庭黏膜。病变发展缓慢，初起常为一局限性小结节，不久即溃破为边缘软薄而穿掘的浅溃疡。溃疡形状不规则，基底凹凸不平，覆以干酪样结构。病变无痛，但受尿液刺激或摩擦后可有剧痛。溃疡经久不愈，并可向周围扩展。

（2）外阴癌：在早期可表现为丘疹、结节或小溃疡。病灶多位于大小阴唇、阴蒂和后联合等处，伴或不伴有外阴白色病变。癌性溃疡与结核性溃疡肉眼难以鉴别，需做活组织检查进行确诊。

对急性外阴溃疡的患者应注意检查全身皮肤、眼、口腔黏膜等处有无病变。诊断时要明确溃疡的大小、数目、形状、基底情况，有时溃疡表面覆以一些分泌物，容易漏诊。故应认真查体，分泌物涂片培养、血清学检查或组织学病理有助于诊断。

（三）治疗

因病因往往不明确，故治疗上主要以对症治疗为主。

1.全身治疗

注意休息及营养，补充大量B族维生素、维生素C；也可口服中药治疗。有继发感染时应考虑应用抗生素。

2.局部治疗

应用0.1%聚维酮碘液或1∶5 000高锰酸钾溶液坐浴。局部用抗生素软膏涂抹。急性期可应用类固醇皮质激素缓解局部症状。注意保持外阴清洁、干燥，减少摩擦。

3.病因治疗

尽早明确病因，针对不同病因进行治疗。

四、外阴前庭炎综合征

外阴前庭炎综合征好发于性生活活跃的妇女，多数既往有反复细菌或尖锐湿疣感染史。其特征是患者主诉当阴道撑开时，发生插入疼痛、不适，触诊时局部有红斑，用棉签轻轻压迫处女膜环上的腺体开口或阴道后系带时有点状疼痛。性交时疼痛异常，甚至在性交后24小时内都感到外阴部灼热、疼痛，严重者根本不能有正常的性生活。一般而言，凡病变3个月之内者属急性；超过3个月者属慢性。

（一）病因

尚不清楚，可能为多因素的发病机制。

1.继发于炎症的神经病变

普遍的理论是外阴前庭炎综合征是一种涉及异常疼痛感知的神经性紊乱，可能与阴道前庭神经纤维致敏作用和维持疼痛回路的建立相关。

2.感染

生殖道感染史是外阴前庭炎综合征的一个危险因素。一项研究显示，在外阴前庭炎综合征病例中，80%有复发性念珠菌病史。最近的研究发现外阴前庭炎综合征发生风险与细菌性阴道病、盆腔炎、滴虫和外阴发育不良相关。

3.物理因素

盆底肌功能障碍可能是外阴前庭炎综合征的一个因素。

4.饮食

基于尿中草酸盐排泄引起的烧灼感和尿道口瘙痒，饮食可作为一个辅助因素。

5.性心理功能障碍

多项研究显示性心理因素有潜在致病作用。据文献研究表明，外阴前庭炎综合征妇女比健康妇女经历更大的心理困扰，性生活不满意。

（二）临床表现

严重性交疼痛，持续1～24小时，导致性交畏惧感。妇科检查外阴前庭部发红，压痛明显，疼痛可局限在前庭大腺或尿道旁腺开口处，多数累及整个前庭，甚至尿道口与阴蒂间亦有压痛。

（三）治疗

1.缓解症状

建议性交前10～15分钟，局部麻醉以缓解性交疼痛。

2.生物反馈

生物反馈是一种很好的保守首选治疗方法。治疗包括借助家庭程序生物反馈辅助，使用便携式设备，盆底肌肉康复锻炼等。

3.抗真菌及抗感染

主要针对原发性疾病进行抗感染治疗或抗真菌治疗，特异性外阴炎如白色念珠菌，应给予抗真菌药物治疗。

4.支持和多模式治疗

外阴前庭炎综合征综合治疗应该包括某些形式的支持治疗。最佳治疗必须解决性心理和生理方面的疾病。综合治疗包括物理治疗（生物反馈）、疼痛管理及心理支持,作为干预的主要形式。

5.前庭组织切除术

依据前庭组织切除术后疗效的文献综述表明,手术是一种有效的治疗方式,60%～90%的患者症状得到缓解。当其他治疗方式失败时,切除受累及前庭部分可缓解症状,但慢性顽固性病例仍存在。对这种复杂性疾病,需要更多的研究来阐明病因机制和制订有效的治疗方式。

五、外阴接触性皮炎

(一)病因

外阴接触性皮炎由外阴皮肤或黏膜直接接触刺激物或致敏物引起的炎性反应,分为刺激性接触性皮炎和过敏性接触性皮炎。如接触了较强的酸碱类消毒剂、阴道冲洗剂,以及一些染色衣物、劣质卫生巾或过敏性药物等,均可引发外阴部的炎症。

(二)临床表现

阴部接触一些刺激性物质后,接触部位可感到灼热感、疼痛、瘙痒,检查见局部出现皮肤潮红、皮疹、水疱,重者可发生坏死及溃疡,过敏性皮炎发生在接触过敏物质的部位。

(三)治疗

根据病史及临床表现诊断不难,须尽快除去病因,避免用劣质卫生巾及刺激性物质如肥皂,避免搔抓等。对过敏性皮炎症状严重者可口服开瑞坦、阿司咪唑或类固醇皮质激素,局部用生理盐水洗涤或用3%硼酸湿敷,其后擦炉甘石洗剂。如有继发感染可涂抹抗生素软膏如金霉素软膏或1%新霉素软膏等。

六、外阴结核

(一)病因

外阴结核在临床上非常少见,占1%～2%,多数经血行传播而得,极少数由性接触感染而致。

(二)临床表现

外阴结核好发于阴唇或前庭黏膜,分为溃疡及增生两型。病变发展较为缓慢,初期常为局限性小结节,不久溃破成浅表溃疡,形状不规则,溃疡基底部被干酪样物质覆盖。病变可扩散至会阴、尿道及肛门,并使阴唇变形。外阴及阴道结核均不引起疼痛,但遭受摩擦或尿液刺激可发生剧痛。增生型外阴结核者外阴肥厚、肿大,似外阴象皮病,患者常主诉性交疼痛、小便困难。

(三)诊断

在身体其他部位有结核者,外阴部又发现经久不愈的慢性溃疡,应怀疑外阴结核。除根据病史及溃疡的特征外,主要靠分泌物涂片找结核杆菌或进行活组织检查。少数结核性外阴溃疡病例,身体其他部位并无结核病灶,则须与一般性外阴溃疡、梅毒性溃疡、软性下疳、疱疹、坏疽性脓皮病、结节病、性病性淋巴肉芽肿、黑热病、深部真菌、外阴癌等相鉴别。

(四)治疗

确诊后应立即进行全身及局部抗结核治疗及支持疗法,以增强抵抗力。局部应保持干燥、清洁,并注意防治混合感染。

七、外阴阴道假丝酵母病

因假丝酵母阴道炎多合并外阴炎,现称为外阴阴道假丝酵母病(vulvovaginal candidiasis,VVC)。据统计,约75%妇女一生中曾患过此病,其中40%～50%的妇女经历2次,有一小部分女性(6%～9%)遭受反复发作。

(一)病因

假丝酵母有许多种,外阴阴道假丝酵母病中80%～90%病原体为白假丝酵母,10%～20%为光滑假丝酵母、近平滑假丝酵母、热带假丝酵母等,白假丝酵母为条件致病菌。

白假丝酵母呈卵圆形,由芽生孢子及细胞发芽伸长形成假菌丝,假菌丝与孢子相连形成分支或链状。白假丝酵母由酵母相转为菌丝相,从而具有致病性。

假丝酵母通常是一种腐败物寄生菌,可生活在正常人体的皮肤、黏膜、消化道或其他脏器中,经常在阴道中存在而无症状。白带增多的非孕妇女中,约30%有此菌在阴道内寄生,当阴道糖原增加、酸度升高时,或在机体抵抗力降低的情况下,便可成为致病的原因,长期应用广谱抗生素和肾上腺皮质激素,可使假丝酵母感染率增加。因为上述两种药物可引起机体内菌群失调,改变阴道内微生物之间的相互制约关系,导致抗感染能力下降。此外,维生素缺乏(复合维生素B)、严重的传染性疾病和其他消耗性疾病均可成为假丝酵母繁殖的有利条件。妊娠期阴道上皮细胞糖原含量增加,阴道酸性增强,加之孕妇的肾糖阈降低,常有营养性糖尿,小便中糖含量升高而促进假丝酵母的生长繁殖。

(二)传染途径

因为10%～20%的健康妇女阴道中就携带有假丝酵母,并且生活中有些特殊情况下可以诱发阴道假丝酵母感染,所以假丝酵母是一种条件致病菌。但很多时候也能够从外界感染而来。

(三)临床分类

VVC分为单纯性VVC和复杂性VVC。单纯性VVC是指发生于正常非孕宿主、散发的、由白假丝酵母引起的轻度VVC。复杂性VVC包括复发性VVC、重度VVC和妊娠VVC,非白假丝酵母所致的VVC或宿主为未控制的糖尿病、免疫功能低下者。复发性VVC是指妇女患VVC经过治疗后临床症状和体征消失,真菌检查阴性后又出现症状,且经真菌学证实的VVC发作1年内有症状4次或以上。复发原因不明,可能与宿主具有不良因素如妊娠、糖尿病、大剂量应用抗生素和免疫抑制剂,治疗不彻底,性伴侣未治疗或直肠假丝酵母感染等有关。

(四)临床表现

最常见的症状是白带增多,外阴及阴道内有烧灼感,伴有严重的瘙痒,甚至影响工作和睡眠。部分患者可伴有尿频、尿急、尿痛及性交痛等症状。典型患者妇科检查时可见白带呈豆腐渣样或凝乳状,白色稠厚,略带异味或白带夹有血丝,阴道黏膜充血、红肿,甚至形成溃疡。部分患者外阴因瘙痒或接触刺激性物质出现抓痕、外阴呈地图样红斑。约10%患者携带有假丝酵母,而无自觉症状。

(五)诊断

典型病例诊断并不困难,根据病史、诱发因素、临床表现和实验室检查结果诊断较易。实验室取阴道分泌物涂片即可诊断。

1.悬滴法

取阴道分泌物置于玻璃片上,加1滴生理盐水或10%氢氧化钾,显微镜下检查找到芽孢及真菌菌丝,阳性检出率30%～60%。如阴道分泌物pH>4.5,见大量白细胞,多为混合感染。

2.染色法

取阴道分泌物用革兰氏染色,阳性检出率达80%。

3.培养法

取分泌物接种于培养基上,查出真菌可确诊,阳性率更高,但不常规应用。

部分患者有典型的临床表现,而显微镜检查阴性或反复复发,如阴道分泌物pH<4.5,未见大量白细胞、滴虫及线索细胞者,临床怀疑耐药菌株或非白假丝酵母感染时,采用培养法＋药敏,可明显提高诊断的准确性,同时指导进一步行敏感药物治疗。

(六)治疗

1.祛除诱因

仔细询问病史,了解存在的诱因并及时消除。如停用广谱抗生素、雌激素、口服避孕药等。不穿紧身化纤内裤,穿棉质内裤,确诊患者的毛巾、内裤等衣物要隔离洗涤,使用开水热烫,以避免传播。真菌培养阳性但无症状者无须治疗。

2.改变阴道酸碱度

真菌在pH 5.5～6.5环境下最适宜生长繁殖,因此可以改变阴道pH形成不适宜其生长的环境。使用碱性溶液擦洗阴道或坐浴,不推荐阴道内冲洗。

3.药物治疗

(1)咪唑类药物:①克霉唑,又称三苯甲咪唑,抗菌作用对白色念珠菌最敏感。普遍采用500 mg克霉唑的乳酸配方单剂量阴道给药,使用方便、疗效好,且孕妇也可使用。单纯性VVC患者首选阴道用药,推荐使用单剂量500 mg给药。另有克霉唑阴道栓100 mg/d,7天为1个疗程或200 mg/d,3天为1个疗程。②咪康唑,又称双氯苯咪唑。阴道栓剂200 mg/d,7天为1个疗程或400 mg/d,3天1个疗程,治疗单纯性VVC。尚有1.2 g阴道栓剂单次给药疗效与上述方案相近。亦有霜剂可用于外阴、尿道口,以减轻瘙痒及小便疼痛症状。③布康唑,阴道栓5 g/d,3天为1个疗程。体外抑菌试验表明对非白假丝酵母如光滑假丝酵母等,其抑菌作用比其他咪唑类强。④益康唑,抗菌谱广,对深部、浅部真菌均有效。50 mg阴道栓150 mg/d,3天为1个疗程。其治疗时患者阴道烧灼感较明显。⑤酮康唑,口服广谱抗真菌药,200 mg每天1次口服,5天为1个疗程。疗效与克霉唑等阴道给药相近。⑥噻康唑,2%阴道软膏单次给药,使用方便、不良反应小、疗效显著。

(2)三唑类药物:①伊曲康唑,抗真菌谱广,餐后口服生物利用度最高,吸收快,口服后3～4小时血药浓度达峰值。单纯性VVC患者可200 mg每天2次治疗1天或200 mg每天1次口服治疗3天,药物治疗浓度可持续3天。对于复发性VVC患者,主张伊曲康唑胶囊口服治疗。②氟康唑是唯一获得FDA许可的治疗假丝酵母感染的口服药物。口服胶囊生物利用度高,在阴道组织、阴道分泌物中浓度可维持3天。对于单纯性VVC,氟康唑150 mg单剂量口服可获得满意治疗效果。无明显肝毒性,但需注意肾功能。③特康唑只限于局部应用治疗,0.4%霜剂,5 g/d 阴道内给药 7 天;0.8%霜剂,5 g/d 阴道内给药 3 天;栓剂 80 mg/d 阴道内给药 3 天。

(3)多烯类:制霉菌素每枚 10×10^4 U,每天阴道用药 1 枚,连续 14 天治疗单纯性 VVC。药物疗程长、使用频繁,患者往往顺应性差。

4.单纯性及重度 VVC

(1)单纯性 VVC:首选阴道用药,短期局部用药(单次用药和 1~3 天的治疗方案)可有效治疗单纯性 VVC。局部用唑类药物比制霉菌素更有效,完成唑类药物治疗方案的患者中,80%~90%的患者症状缓解且阴道分泌物真菌培养结果阴性。不推荐性伴侣接受治疗。

(2)重度 VVC:首选口服药物,症状严重者,局部应用低浓度糖皮质激素软膏或唑类霜剂。伊曲康唑:200 mg,口服,2 次/天,共 2 天;氟康唑胶囊:150 mg,顿服,3 天后重复 1 次。阴道用药:在治疗单纯性 VVC 方案基础上,延长疗程(局部使用唑类药物 7~14 天)。

(七)随访

对 VVC 患者在治疗结束后 7~14 天和下次月经后进行随访,2 次阴道分泌物真菌学检查阴性为治愈。对复发性 VVC 患者在治疗结束后 7~14 天、1 个月、3 个月、6 个月各随访 1 次。

(八)预防

对初次发生外阴阴道假丝酵母病者应彻底治疗;检查有无全身疾病如糖尿病等,及时发现并治疗;改善生活习惯如穿宽松、透气内裤,保持局部干燥及清洁;合理使用抗生素和激素类药物。可试使用含乳酸杆菌活菌的阴道栓调节阴道内菌群平衡。

八、滴虫性阴道炎

滴虫性阴道炎是由阴道毛滴虫引起的性传播疾病之一,常与其他性传播疾病同时存在,女性发病率为 10%~25%。除了性交传播外,使用公共卫生用具、浴室、衣物等也可间接传染。

(一)病因

滴虫性阴道炎是由阴道毛滴虫引起的常见阴道炎。阴道毛滴虫适宜在温度 25~40 ℃、pH 5.2~6.6 的潮湿环境中生长,在 pH 5 以下或 7.5 以上的环境中生长受抑制。滴虫生活史简单,只有滋养体而无包囊期,滋养体生命力较强,能在 3~5 ℃温度中生活 21 天,在 46 ℃温度中生存 20~60 分钟,在半干燥环境中生存约 10 小时,在普通肥皂水中也能生存 45~120 分钟。月经前后阴道内 pH 发生变化,月经后接近中性,隐藏在腺体和阴道皱襞中的滴虫常得以繁殖而引起炎症发作。

(二)临床表现

25%~50%患者感染初期无症状,称为带虫者。潜伏期为几天到 4 周。当滴虫消耗阴道细胞内糖原、改变阴道酸碱度、破坏其防御机制,在月经前后易引起阴道炎。

主要症状为阴道分泌物增多,多为稀薄、泡沫状,滴虫可无氧酵解碳水化合物,产生腐臭气味,故白带多有臭味,分泌物可为脓性或草绿色;可同时合并外阴瘙痒或疼痛、性交痛等。如合并尿路感染可有尿急、尿频、尿痛及血尿等症状。阴道检查可见阴道黏膜、宫颈阴道部明显充血,甚至宫颈有出血斑点,形成"草莓样"宫颈。阴道毛滴虫能吞噬精子,并阻碍乳酸生成,影响精子在阴道内存活而导致不孕。

(三)诊断

根据病史、临床表现及分泌物观察可做出临床诊断。取阴道分泌物检查可确诊。取分泌物前 24~48 小时避免性交、阴道灌洗或局部用药;窥阴器不涂抹润滑剂;分泌物取出后应及时送检,冬天需注意保暖,以避免滴虫活动性下降后影响检查结果。

1.悬滴法

取温生理盐水 1 滴,滴于玻璃片上,在阴道后穹隆处取分泌物少许混于生理盐水玻片上,立即在低倍显微镜下观察寻找滴虫。镜下可见波状运动的滴虫和增多的白细胞。敏感性为 60%~70%。

2.涂片染色法

将分泌物涂在玻璃片上,待自然干燥后用不同染液染色,不仅能看见滴虫,还能看到并存的假丝酵母甚至癌细胞等。

3.培养法

对可疑患者,多次阴道分泌物镜下检查未检出滴虫者,可采用培养法。

(四)治疗

因滴虫阴道炎可同时合并尿道、尿道旁腺、前庭大腺滴虫感染,单纯局部用药不易彻底治愈,故需同时全身用药。

1.全身用药

甲硝唑或替硝唑 2 g 单次口服或甲硝唑 400 mg,每天 2 次,连服 7 天。口服药物的治愈率为 90%～95%。单次服药方便,但因剂量大,可出现不良反应如胃肠道反应、头痛、皮疹等。甲硝唑用药期间及停药 24 小时内、替硝唑用药期间及停药 72 小时内禁止饮酒,哺乳期用药不宜哺乳。治疗失败者可采用甲硝唑 2 g/d 口服,连服 3～5 天。

2.阴道局部用药

阴道局部药物治疗可较快缓解症状,但不易彻底消灭滴虫,停药后易复发。因滴虫适宜环境为 pH 5.2～6.6,阴道用药前先使用 1% 乳酸或 0.5% 醋酸等酸性洗液清洗阴道改变阴道内 pH,同时可减少阴道内恶臭分泌物,再使用甲硝唑栓(阴道泡腾片)或替硝唑栓(阴道泡腾片)200 mg,每天 1 次,7 天为 1 个疗程。

3.性伴侣的治疗

滴虫性阴道炎主要通过性交传播,故患者性伴侣多有滴虫感染,但可无症状,为避免双方重复感染,性伴侣应同时治疗。

4.滴虫性阴道炎

常在月经期后复发,可考虑下次月经干净后再巩固治疗 1 个疗程。治疗后应在每次月经干净后复查分泌物,经连续检查 3 次阴性后方为治愈。

5.顽固性滴虫性阴道炎

治疗后多次复查分泌物仍提示滴虫感染的顽固病例,可加大甲硝唑剂量及应用时间,1 g 口服,每天 2 次,同时阴道内放置 500 mg,每天 2 次,连续 7～14 天。部分滴虫对甲硝唑有耐药性,可选择康妇栓,每天 1 枚塞阴道,7～10 天为 1 个疗程;严重者每天早晚 1 次,7 天为 1 个疗程。

6.妊娠合并滴虫性阴道炎

曾认为甲硝唑在妊娠 3 个月内禁用,因动物实验甲硝唑可有致畸作用。但最近有国外研究显示人类妊娠期应用甲硝唑并未增加胎儿畸形率,妊娠期可应用。美国疾病预防控制中心推荐妊娠合并滴虫性阴道炎治疗为甲硝唑 2 g 顿服。国内有学者提出治疗方案首选甲硝唑 200 mg,每天 3 次,共 5～7 天;甲硝唑 400 mg,每天 2 次,共 5～7 天。治疗失败者:甲硝唑 400 mg,每天 3 次,7 天。性伴侣需同时治疗:甲硝唑或替硝唑 2 g 顿服。应用甲硝唑时需与孕妇及其家属详细说明,知情同意后再使用。

(五)预防

滴虫可通过性生活传播,且性伴侣多无症状。故应双方同时治疗,治疗期间禁止性生活。内衣裤、毛巾等应高温消毒或用消毒剂浸泡,避免重复感染。注意保持外阴清洁、干燥。注意消毒公共浴池、马桶、衣物等传播中介。

九、细菌性阴道病

细菌性阴道病(bacterial vaginosis,BV)是育龄期妇女异常阴道分泌物最常见原因,它是一种混合感染。

(一)病因

BV 是由阴道内正常菌群失调所致。正常阴道内以产生过氧化氢的乳酸杆菌占优势,通过产生乳酸从而保持阴道内较低的 pH,维持正常菌群平衡。当 BV 时,乳酸杆菌减少,而阴道加德纳菌与厌氧菌及人型支原体大量繁殖。阴道加德纳菌生活最适 pH 6~6.5,温度 35~37 ℃。该菌可引起 BV,但多与其他厌氧菌共同致病。临床及病理特征无炎症改变及白细胞浸润。其发病可能与妇科手术、多次妊娠、频繁性生活及阴道灌洗使阴道内 pH 偏碱有关。口服避孕药有支持乳酸杆菌占优势的作用,对 BV 有一定防护作用。

(二)临床表现

多见于生育期妇女(15~44 岁),10%~40%患者无临床症状,有症状者主要表现为阴道分泌物增多,有鱼腥臭味,尤其性交后加重,少数患者伴有轻度外阴瘙痒。分泌物呈鱼腥臭味,是由于厌氧菌大量繁殖的同时可产生胺类物质。检查见阴道黏膜无充血、红肿的炎症表现,分泌物特点为有恶臭味,灰白色、灰黄色,均匀一致,稀薄,易从阴道壁拭去。

BV 常与滴虫性阴道炎、宫颈炎、盆腔炎同时发生。BV 可引起盆腔炎、异位妊娠和不孕。孕期合并 BV 可引起胎膜早破、早产、绒毛膜羊膜炎、产褥感染及新生儿感染。

(三)诊断

下列 4 项中有 3 项阳性即可诊断为 BV。

(1)均质、稀薄、白色阴道分泌物,常黏附于阴道壁上。

(2)线索细胞阳性:取少许阴道分泌物于玻璃片上,加 1 滴生理盐水混合,高倍显微镜下观察见线索细胞,白细胞极少。线索细胞即阴道脱落的表层细胞于细胞边缘贴附颗粒状物,即各种厌氧菌,尤其是加德纳菌,细胞边缘不清。

(3)阴道分泌物 pH>4.5。

(4)胺臭味试验阳性:取少许阴道分泌物于玻璃片上,加 1 滴 10%氢氧化钾溶液,产生烂鱼肉样腥臭气味,是胺遇碱释放氨所致。

阴道分泌物性状取决于临床医师的分辨能力,因而特异性、敏感性不高。阴道 pH 是一个较敏感的指标,但正常妇女在性交后、月经期也可有阴道 pH 的升高,其特异性不高。氨试验的假阳性可发生在近期有性生活的妇女。线索细胞阳性是临床诊断标准中最具有敏感性和特异性的。BV 为正常菌群失调,细菌定性培养在诊断中意义不大。

(四)治疗

治疗原则:①无症状患者无须治疗;②性伴侣不必治疗;③妊娠期合并 BV 应积极治疗;④子宫内膜活检、宫腔镜、取放 IUD 术、子宫输卵管碘油造影、刮宫术等须行宫腔操作手术者术前发现 BV 应积极治疗。

1.硝基咪唑类抗生素

甲硝唑为首选药物。甲硝唑抑制厌氧菌生长,不影响乳酸杆菌生长,是较理想的治疗药物。甲硝唑 500 mg,每天 2 次,口服连续 7 天;或 400 mg,每天 3 次,口服连续 7 天。甲硝唑 2 g 顿服的治疗效果较差,目前不再推荐应用。甲硝唑栓 200 mg,每晚 1 次,连续 7~10 天。替硝唑 1 g,每天 1 次,口服连续 5 天;也可 2 g,每天 1 次,口服连续 2 天。

2.克林霉素

300 mg,每天 2 次,口服连续 7 天。治愈率约 97%,适用于妊娠期患者(尤其是孕早期)和对甲硝唑无法耐受、过敏或治疗失败者。另外可用含 2%克林霉素软膏阴道涂抹,每次 5 g 连续 7 天。

3.乳酸杆菌栓剂

阴道内用药补充乳酸杆菌,通过产生乳酸从而升高阴道内酸度,抑制加德纳菌及厌氧菌生长,使用后 BV 复发率较单纯应用甲硝唑治疗低,临床值得推广。

4.其他药物

氨苄西林具有较好杀灭加德纳菌等作用,但也有杀灭乳酸杆菌作用,治疗效果较甲硝唑差。

十、萎缩性阴道炎

萎缩性阴道炎是因体内雌激素水平下降,阴道黏膜萎缩、变薄,上皮细胞内糖原减少,阴道内 pH 增高,乳酸杆菌不再为优势菌,局部抵抗力下降,当受到刺激或被损伤时,其他致病菌入侵、繁殖引起炎症。

(一)病因

常见于绝经前后、药物或手术卵巢去势后妇女。常见病原体为需氧菌、厌氧菌二者的混合感染。

(二)临床表现

主要为外阴瘙痒、灼热不适伴阴道分泌物增多,阴道分泌物多稀薄呈水样,感染病原菌不同,也可呈泡沫样、脓性或血性。部分患者有下腹坠胀感,伴有尿急、尿频、尿痛等泌尿系统症状。部分患者仅有泌尿系统症状,曾以尿路感染治疗而效果不佳。

阴道检查可见阴道皱襞减少、消失,黏膜萎缩、变薄并有充血或点状出血,有时可见浅表溃疡。分泌物多呈水样,部分呈脓性有异味,如治疗不及时,阴道内溃疡面相互粘连,甚至阴道闭锁,分泌物引流不畅者可继发阴道或宫腔积脓。

(三)诊断

根据绝经、卵巢手术、药物性闭经或盆腔反射治疗病史及临床表现诊断不难,应取阴道分泌物检查以排除滴虫、假丝酵母阴道炎。妇科检查见阴道黏膜红肿、溃疡形成或血性分泌物,但必须排除子宫恶性肿瘤、阴道癌等,常规行宫颈细胞学检查,必要时行活检或行分段诊刮术。

(四)治疗

原则上为抑制细菌生长,应用雌激素,增强阴道抵抗力。

1.保持外阴清洁、干燥

分泌物多时可用1%乳酸冲洗阴道。

2.雌激素制剂全身给药

补佳乐每天0.5~1 mg口服,每1~2个月用地屈孕酮10 mg持续10天;克龄蒙每天1片(含戊酸雌二醇2 mg,醋酸环丙孕酮1 mg);诺更宁(含雌二醇2 mg,醋酸炔诺酮1 mg)每天1片。如有乳腺癌及子宫内膜癌者慎用雌激素制剂。

3.雌激素制剂阴道局部给药

0.5%己烯雌酚软膏或倍美力阴道软膏局部涂抹0.5 g,每天1~2次,连用7天。

4.抑制细菌生长

阴道局部给予抗生素如甲硝唑200 mg或诺氟沙星100 mg,每天1次,连续

7～10 天。

5.注意营养

给予高蛋白食物,增加 B 族维生素及维生素 A,有助于阴道炎的消退。

十一、婴幼儿阴道炎

婴幼儿阴道炎多见于 1～5 岁幼女,多合并外阴炎。

(一)病因

因婴幼儿卵巢未发育,外阴发育差,阴道细长,阴道上皮内糖原少,阴道内 pH 6～7.5,抵抗力差,阴道自然防御功能尚未形成,容易受到其他细菌感染。另外,卫生习惯差、年龄较大者可因阴道内误放异物而继发感染。常见病原菌有大肠埃希菌、金黄色葡萄球菌、链球菌等。

(二)临床表现

主要症状为阴道内分泌物增多,呈脓性,有异味。临床上多为母亲发现婴幼儿内裤有脓性分泌物而就诊。分泌物刺激可致外阴瘙痒,患儿多有哭闹、烦躁不安、用手搔抓外阴。检查可见外阴充血、水肿或破溃,有时可见脓性分泌物自阴道内流出。

(三)诊断

根据病史及临床表现诊断不难,同时需询问其母亲有无阴道炎病史。取阴道分泌物做细菌学检查或病菌培养。怀疑阴道内有异物、肿瘤和(或)不能耐受检查,可以在麻醉下进行。在反复和持续性的阴道炎情况下,应考虑到异物存在,可使用 3 mm 宫腔镜检查阴道。

(四)治疗

治疗原则:①便后清洗外阴,保持外阴清洁、干燥,减少摩擦;②针对病原体选择相应口服抗生素治疗,必要时使用吸管吸取抗生素溶液滴入阴道内;③对症处理,如有蛲虫者给予驱虫治疗;阴道内异物者,应及时取出;小阴唇粘连者外涂雌激素软膏后多可松解,严重者应分离粘连后外用抗生素软膏。

第二节　宫颈炎

宫颈炎是妇科常见疾病之一。在正常情况下,宫颈具有黏膜免疫、体液免疫及细胞免疫等多种防御功能,是阻止病原体进入上生殖道的重要防线。多种因素如阴道炎、性交、宫腔操作不当等均容易诱发宫颈炎。宫颈炎包括宫颈阴道部炎症及宫颈管黏膜炎症。由于宫颈阴道部鳞状上皮与阴道鳞状上皮相延续,各种引起阴道炎的病原体如阴道毛滴虫、真菌等,均可引起宫颈阴道部炎症,其诊断、治疗与阴道炎相同。由于宫颈管黏膜为单层柱状上皮,抗感染能力差,易发生感染。临床多见的宫颈炎是急性宫颈炎。若急性宫颈炎未经及时诊治或病原体持续存在,可导致慢性宫颈炎或病原体上行导致上生殖道感染。

一、急性宫颈炎

急性宫颈炎是指宫颈局部充血、水肿,上皮变性、坏死,黏膜、黏膜下组织、腺体周围见大量中性粒细胞浸润的急性炎症,腺腔中可有脓性分泌物。急性宫颈炎以柱状上皮感染为主,包括宫颈管内的柱状上皮及外移到或外翻到宫颈阴道部的柱状上皮。

(一)病因及病原体

急性宫颈炎的病原体包括:①性传播疾病病原体,包括淋病奈瑟菌、沙眼衣原体、单纯疱疹病毒、巨细胞病毒和生殖支原体,主要见于性传播疾病(sexually transmitted diseases,STD)的高危人群;②内源性病原体,包括需氧菌、厌氧菌,尤其是引起 BV 的病原体。部分患者的病原体不清楚。沙眼衣原体及淋病奈瑟菌均可感染宫颈管柱状上皮,沿黏膜面扩散引起浅层感染,病变以宫颈管明显。除宫颈管柱状上皮外,淋病奈瑟菌还常侵袭尿道移行上皮、尿道旁腺及前庭大腺。

(二)临床表现

大部分患者无症状。有症状者主要表现为阴道分泌物增多,呈黏液脓性,以及经间期出血、性交后出血等。妇科检查见宫颈充血、水肿、黏膜外翻,有黏液脓性分泌物附着甚至从宫颈管流出。宫颈管黏膜或者外移的柱状上皮质脆,容易诱发接触性出血。

(三)诊断

出现两个特征性体征之一,显微镜检查宫颈或阴道分泌物中白细胞增多,可做出急性宫颈炎的初步诊断。宫颈炎诊断后,需进一步做沙眼衣原体及淋病奈瑟菌的检测。

1.两个特征性体征

具备一个或两个同时具备:①于宫颈管或宫颈管棉拭子标本上,肉眼见到脓性或黏液脓性分泌物。②用棉拭子擦拭宫颈管口的黏膜时,由于黏膜质脆,容易诱发出血。

2.白细胞检测

可检测到宫颈管分泌物或阴道分泌物中的白细胞,后者需排除引起白细胞计数增高的阴道炎。

(1)宫颈管脓性分泌物涂片作革兰氏染色,中性粒细胞计数＞30/高倍视野。

(2)阴道分泌物涂片检查:白细胞计数＞10/高倍视野。

3.病原体检测

应做沙眼衣原体及淋病奈瑟菌的检测,以及有无 BV 及滴虫阴道炎。

由于宫颈炎也可以是上生殖道感染的一个征象,因此对宫颈炎患者应注意有无上生殖道感染。

(四)治疗

1.经验性抗生素治疗

对有 STD 高危因素的患者(如年龄低于 25 岁,多性伴或新性伴,并且为无保护性性交),在获得病原体检测结果前,采用针对沙眼衣原体的经验性抗生素治疗。阿奇霉素 1 g 单次口服或多西环素 100 mg,每天 2 次,连服 7 天。

对低龄和易患淋病者,应使用针对淋病奈瑟菌的抗生素。由于淋病奈瑟菌感染常伴有衣原体感染,因此若为淋病奈瑟菌性宫颈炎,治疗时除选用抗淋病奈瑟菌药物外,还可同时应用抗衣原体感染药物。

2.针对病原体选用抗生素治疗

对淋病奈瑟菌所致的单纯宫颈炎可应用头孢曲松、头孢噻肟或大观霉素治疗;对沙眼衣原体所致的宫颈炎可应用多西环素或阿奇霉素或米诺环素、四环素、克拉霉素或氧氟沙星、左氧氟沙星、莫西沙星等。

3.性伴侣的治疗

若宫颈炎患者的病原体为沙眼衣原体及淋病奈瑟菌,应对其性伴侣进行相应的检查及治疗。

4.其他

对于合并 BV 者,同时治疗 BV,否则将导致宫颈炎持续存在。

二、慢性宫颈炎

慢性宫颈炎是指宫颈间质内有大量淋巴细胞、浆细胞等慢性炎细胞浸润的慢性炎症,可伴有宫颈腺上皮及间质的增生和鳞状上皮化生。慢性宫颈炎可由急性宫颈炎迁延而来,也可为病原体持续感染所致,病原体与急性宫颈炎相似。

(一)病理

1.慢性宫颈管黏膜炎

慢性宫颈管黏膜炎包括宫颈管内柱状上皮及外移至宫颈阴道部的柱状上皮的慢性炎症,由于宫颈管黏膜皱襞较多,柱状上皮抗感染能力差,感染后容易形成持续性宫颈黏膜炎症,表现为宫颈黏液及脓性分泌物,反复发作。

2.宫颈息肉

宫颈息肉是指宫颈管腺体和间质的局限性增生,突出于宫颈外口形成息肉。宫颈息肉的形成原因不明,部分患者可能与炎症刺激有关。光镜下见息肉表面被覆高柱状上皮,间质水肿、血管丰富及慢性炎性细胞浸润。宫颈息肉极少恶变,但应与子宫的恶性肿瘤鉴别。

3.宫颈肥大

慢性炎症的长期刺激导致腺体及间质增生。此外,宫颈深部的腺囊肿均可使宫颈呈不同程度肥大,硬度增加。

(二)临床表现

多无症状,少数患者可有阴道分泌物增多,淡黄色或脓性,性交后出血,月经间期出血,偶有分泌物刺激引起外阴瘙痒或不适。妇科检查可发现宫颈黏膜外翻、水肿或宫颈呈糜烂样改变,少数严重者可呈颗粒状或乳头状突起,表面覆有黄色分泌物或宫颈口可见黄色分泌物流出。若为宫颈息肉,检查可为单个,也可为多个,红色,质软而脆,呈舌型,可有蒂,蒂宽窄不一,根部可附在宫颈外口,也可在宫颈管内。若为宫颈肥大,宫颈可呈不同程度肥大,但尚无具体诊断标准,更多的是经验性诊断。

(三)诊断及鉴别诊断

根据临床表现可初步做出慢性宫颈炎的诊断,但应注意将妇科检查所发现的阳性体征与宫颈的常见病理生理改变进行鉴别。

1.宫颈柱状上皮异位和宫颈鳞状上皮内病变

除慢性宫颈炎外,宫颈的生理性柱状上皮异位、鳞状上皮内病变(squamous

intraepithelial lesion,SIL),甚至早期宫颈癌也可呈现宫颈糜烂样改变。

生理性柱状上皮异位是指生育期、妊娠期妇女由于雌激素作用,宫颈管柱状上皮外移至宫颈阴道部,由于柱状上皮菲薄,其下间质透出,呈红色,肉眼看似糜烂,但并非病理学上所指的上皮脱落、溃疡的真性糜烂,在阴道镜下表现为宽大的转化区及内侧的柱状上皮。过去,曾将此种表现称为"宫颈糜烂",并认为是慢性宫颈炎最常见的病理类型之一。随着阴道镜技术的发展,对宫颈转化区形成的生理、病理有了新的认识。宫颈柱状上皮异位是阴道镜下描述宫颈管内的柱状上皮生理性外移至宫颈阴道部的术语。此外,宫颈 SIL 及早期宫颈癌也可呈现糜烂样改变。因此,既往所谓的"宫颈糜烂"作为慢性宫颈炎的诊断术语已不再恰当。

宫颈糜烂样改变只是一个临床征象,可以为生理性改变,也可以为病理改变(炎症、SIL 或早期宫颈癌)。因此,对于宫颈糜烂样改变者需进行炎症的相关检查及细胞学和(或)人乳头瘤病毒(human papilloma virus,HPV)检测,必要时行阴道镜及活组织检查以除外宫颈 SIL 或宫颈癌。

2.宫颈腺囊肿

宫颈腺囊肿是宫颈转化区鳞状上皮取代柱状上皮过程中,新生的鳞状上皮覆盖宫颈腺管口或伸入腺管,将腺管口阻塞,导致腺体分泌物引流受阻、潴留形成的囊肿。宫颈局部损伤或宫颈慢性炎症使腺管口狭窄,也可导致宫颈腺囊肿形成。镜下见囊壁被覆单层扁平、立方或柱状上皮。检查见宫颈表面突出单个或多个青白色小囊泡,容易诊断。宫颈腺囊肿绝大多数情况下是宫颈的生理性变化,通常不需处理。但深部的宫颈腺囊肿,宫颈表面无异常,表现为宫颈肥大,应与宫颈腺癌鉴别。

3.子宫恶性肿瘤

宫颈息肉应与宫颈的恶性肿瘤及子宫体的恶性肿瘤相鉴别,因后两者也可呈息肉状,从宫颈口突出,鉴别方法是行宫颈息肉切除,病理组织学检查确诊。除慢性炎症外,内生型宫颈癌尤其是腺癌也可引起宫颈肥大,因此对宫颈肥大者,需行宫颈细胞学检查,必要时行宫颈管搔刮术进行鉴别。

(四)治疗

不同病变采用不同的治疗方法。

1.慢性宫颈管黏膜炎

对于初次就诊表现为宫颈管黏膜炎症者,有时很难区分其为急性或慢性宫颈管黏膜炎症,通常需要进行性传播疾病病原体的检查;对持续或反复发作的宫颈管黏膜炎症,也应除外是否为沙眼衣原体或淋病奈瑟菌的再次感染。对慢性宫颈管黏膜炎症,还应注意有无 BV 存在;若存在,应给予相应处理。

对表现为宫颈糜烂样改变者,若伴有接触性出血或分泌物明显增多或表面呈颗粒状或乳头状突起,而未检测到性传播疾病病原体,并排除 SIL 及宫颈癌,可给予物理治疗,包括激光、冷冻、微波等方法。若为宫颈糜烂样改变并无炎症表现,而仅为生理性柱状上皮异位则无须处理。

2.宫颈息肉

行息肉摘除术,并送病理组织学检查。

3.宫颈肥大

若能排除引起宫颈肥大的其他原因,一般无须治疗。

第三节 盆腔炎性疾病

盆腔炎性疾病是指一组女性上生殖道的感染性疾病,主要包括子宫内膜炎、输卵管炎、输卵管卵巢脓肿、盆腔腹膜炎。炎症可局限于一个部位,也可同时累及几个部位,最常见的是输卵管炎。盆腔炎性疾病大多发生在性活跃期、有月经的妇女,初潮前、绝经后或未婚者很少发生盆腔炎性疾病。若盆腔炎性疾病未能得到及时、彻底治疗,可导致不孕、输卵管妊娠、慢性盆腔痛,炎症反复发作等盆腔炎性疾病的后遗症,严重影响妇女健康,增加家庭与社会经济负担。

一、病原体及致病特点

盆腔炎性疾病的病原体分为外源性及内源性病原体,两种病原体可单独存在,但通常为混合感染。不同病原体有不同的致病特点,了解这些特点可以根据经验判断致病菌,从而为治疗时选择抗生素提供帮助。

(一)外源性病原体

主要为 STD 的病原体,常见的病原体为淋病奈瑟菌、沙眼衣原体,其他尚有支原体,包括人型支原体、解脲脲原体及生殖支原体。淋病奈瑟菌所致盆腔炎多于月经期或经后 7 天内发病,起病急,可有高热,体温在 38 ℃以上,常引起输卵管积脓,通常对抗生素治疗敏感。而衣原体感染的症状不明显,无高热,可有轻微下腹痛,阴道少量不规则出血,病程较长,久治不愈,导致不孕。

有关支原体与盆腔炎性疾病的关系尚无最后定论。过去研究较多的为解脲脲原体、人型支原体与盆腔炎性疾病的关系,近几年研究发现生殖支原体可引起上生殖道感染,所引起的临床症状轻微或不明显,与衣原体感染相似。

(二)内源性病原体

来自原寄居于阴道内的菌群,包括需氧菌及厌氧菌,以混合感染多见。主要的需氧菌及兼性厌氧菌有金黄色葡萄球菌、溶血性链球菌、大肠埃希菌、阴道加德纳菌;厌氧菌有脆弱类杆菌、消化球菌、消化链球菌、普雷沃菌。近年来研究发现盆腔炎性疾病与引起 BV 的病原体有关,如普雷沃菌、消化链球菌、加德纳菌等,引起 BV 的病原体可分泌多种蛋白溶解酶溶解宫颈黏液栓,导致上行性感染。厌氧菌感染的特点是容易形成盆腔脓肿、感染性血栓静脉炎,脓液有粪臭并有气泡。据文献报道,70%～80%盆腔脓肿可培养出厌氧菌。

二、感染途径

(一)沿生殖道黏膜上行蔓延

病原体侵入外阴、阴道后,或阴道内的病原体沿宫颈黏膜、子宫内膜、输卵管黏膜,蔓延至卵巢及腹腔,是非妊娠期、非产褥期盆腔炎的主要感染途径。淋病奈瑟菌、衣原体及葡萄球菌等常沿此途径扩散(图 1-1)。

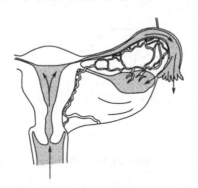

图 1-1　炎症经黏膜上行蔓延

(二)经淋巴系统蔓延

病原体经外阴、阴道、宫颈及宫体创伤处的淋巴管侵入盆腔结缔组织及内生殖器其他部分,是产褥感染、流产后感染的主要感染途径(图 1-2)。链球菌、大肠埃希菌、厌氧菌多沿此途径蔓延。

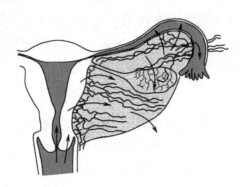

图 1-2　炎症经淋巴系统蔓延

(三)经血液循环传播

病原体先侵入人体的其他系统,再经血液循环感染生殖器,为结核分枝杆菌感染的主要途径(图 1-3)。

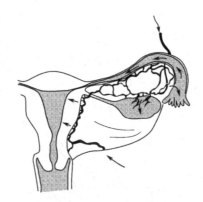

图 1-3　炎症经血行传播

(四)直接蔓延

腹腔其他脏器感染后,直接蔓延到内生殖器,如阑尾炎可引起右侧输卵管炎。

三、高危因素

了解高危因素有利于盆腔炎性疾病的正确诊断及预防。

(一)年龄

据资料显示,盆腔炎性疾病的高发年龄为 15～25 岁。年轻妇女容易发生盆腔炎性疾病可能与频繁性活动、宫颈柱状上皮异位、宫颈黏液机械防御功能较差有关。

（二）性活动

盆腔炎性疾病多发生在性活跃期妇女，尤其是初次性交年龄小、有多个性伴侣、性交过频及性伴侣有性传播疾病者。

（三）下生殖道感染

下生殖道感染如淋病奈瑟菌性宫颈炎、衣原体性宫颈炎及细菌性阴道病与盆腔炎性疾病的发生密切相关。

（四）子宫腔内手术操作后感染

如刮宫术、输卵管通液术、子宫输卵管造影术、宫腔镜检查等，由于手术所致生殖道黏膜损伤、出血、坏死，导致下生殖道内源性病原体上行感染。

（五）性卫生不良

经期性交，使用不洁月经垫等，均可使病原体侵入而引起炎症。此外，低收入群体不注意性卫生保健、阴道冲洗者盆腔炎性疾病的发生率较高。

（六）邻近器官炎症直接蔓延

如阑尾炎、腹膜炎等蔓延至盆腔引起炎症，病原体以大肠埃希菌为主。

（七）盆腔炎性疾病再次急性发作

盆腔炎性疾病所致的盆腔广泛粘连、输卵管损伤、输卵管防御能力下降，容易造成再次感染，导致急性发作。

四、病理

（一）子宫内膜炎及子宫肌炎

子宫内膜充血、水肿、有炎性渗出物，严重者内膜坏死、脱落形成溃疡。镜下见大量白细胞浸润，炎症向深部侵入形成子宫肌炎。

（二）输卵管炎、输卵管积脓、输卵管卵巢脓肿

输卵管炎因病原体的传播途径不同而有不同的病变特点。

1.炎症经子宫内膜向上蔓延

首先引起输卵管黏膜炎，上皮发生退变、脱落及粘连，导致输卵管管腔及伞端闭锁，若有脓液积聚于管腔内则形成输卵管积脓。

2.病原体通过宫颈的淋巴管播散到宫旁结缔组织

首先侵及输卵管浆膜层，发生输卵管周围炎，进而与周围组织形成粘连，而输卵管黏膜层可不受累或受累极轻。

卵巢炎很少单独发生,卵巢常与发炎的输卵管伞端粘连而发生卵巢周围炎,称输卵管卵巢炎。炎症可通过卵巢排卵的破孔侵入卵巢实质形成卵巢脓肿,脓肿壁与输卵管积脓粘连并穿通,形成输卵管卵巢脓肿。

(三)盆腔腹膜炎

盆腔内器官发生严重感染时,往往蔓延到盆腔腹膜,腹膜充血、水肿、渗出,形成盆腔脏器粘连。当有大量脓性渗出液积聚于粘连的间隙内时,可形成散在小脓肿;积聚于直肠子宫陷凹处则形成盆腔脓肿,较多见。输卵管卵巢脓肿或盆腔脓肿可破入直肠或阴道而使症状突然减轻,也可破入腹腔引起弥漫性腹膜炎。

(四)盆腔结缔组织炎

内生殖器急性炎症时或阴道、宫颈有创伤时,病原体经淋巴管进入盆腔结缔组织而引起组织充血、水肿及中性粒细胞浸润。以宫旁结缔组织炎最常见,开始局部增厚,质地较软,边界不清,以后向两侧盆壁呈扇形浸润,若组织化脓则形成盆腔腹膜外脓肿,可自发破入直肠或阴道。

(五)败血症及脓毒败血症

当病原体毒性强、数量多、患者抵抗力降低时,常发生败血症。多见于严重的产褥感染、感染性流产及播散性淋病。发生盆腔炎性疾病后,若身体其他部位发现多处炎症病灶或脓肿者,应考虑有脓毒败血症存在,但需经血培养证实。

(六)Fitz-Hugh-Curtis 综合征

Fitz-Hugh-Curtis 综合征是指肝包膜炎症而无肝实质损害的肝周围炎。淋病奈瑟菌及衣原体感染均可引起。由于肝包膜水肿,吸气时右上腹疼痛。肝包膜上有脓性或纤维渗出物,早期在肝包膜与前腹壁腹膜之间形成松软粘连,晚期形成琴弦样粘连。5%～10%输卵管炎可出现此综合征,临床表现为继下腹痛后出现右上腹痛,或下腹疼痛与右上腹疼痛同时出现。

五、临床表现

可因感染的病原体、炎症轻重及范围大小而有不同的临床表现。轻者无症状或症状轻微。常见症状为下腹痛、发热、异常阴道分泌物或异常阴道出血。腹痛为持续性、活动或性交后加重。若有泌尿系统感染,可有排尿困难、尿频、尿痛等症状。若病情严重可有寒战、高热、头痛、食欲缺乏等全身症状。若出现腹膜炎或盆腔脓肿,可有恶心、呕吐、腹胀、腹泻、里急后重等消化系统症状。若有输卵管炎的症状及体征并同时有右上腹疼痛者,应怀疑有肝周围炎。

患者体征差异较大,轻者无明显异常发现,或妇科检查仅发现宫颈举痛或宫体压痛或附件区压痛。严重病例呈急性病容,体温升高,心率加快,下腹部有压痛、反跳痛及肌紧张,甚至出现腹胀,肠鸣音减弱或消失。盆腔检查:阴道可见脓性臭味分泌物;宫颈举痛,并可见宫颈充血、水肿,或有脓性分泌物;宫体稍大,有压痛,活动受限;子宫两侧压痛明显,若为单纯输卵管炎,可触及增粗的输卵管,压痛明显;若为输卵管积脓或输卵管卵巢脓肿,可触及肿块且压痛明显,不活动;宫旁结缔组织炎时,可扪及宫旁一侧或两侧片状增厚,或两侧宫骶韧带高度水肿、增粗,压痛明显;若有盆腔脓肿形成且位置较低时,可扪及后穹隆或侧穹隆有肿块且有波动感,三合诊常能协助进一步了解盆腔情况。

六、诊断

根据病史、临床表现及实验室检查结果可做出初步诊断。由于盆腔炎性疾病的临床表现差异较大,临床诊断准确性不高(与腹腔镜相比,阳性预测值为65%~90%)。理想的盆腔炎性疾病诊断标准是既要敏感性高能发现轻微病例,又要特异性强避免非炎症患者应用抗生素。但目前尚无单一的病史、体征或实验室检查,既敏感又特异。

(一)最低标准

宫颈举痛或子宫压痛或附件区压痛。

(二)附加标准

(1)口腔温度超过 38.3 ℃。

(2)宫颈或阴道异常黏液脓性分泌物。

(3)阴道分泌物生理盐水涂片检查见到大量白细胞。

(4)红细胞沉降率升高。

(5)C 反应蛋白升高。

(6)实验室检查证实的宫颈淋病奈瑟菌或沙眼衣原体阳性。

(三)特异标准

(1)子宫内膜活检证实子宫内膜炎。

(2)阴道超声或磁共振检查显示输卵管增粗,输卵管积液,伴或不伴有盆腔积液、输卵管卵巢肿块,或腹腔镜检查发现盆腔炎性疾病征象。

最低诊断标准提示,性活跃的年轻女性或者具有 STD 的高危人群,若出现下腹痛,并可排除其他引起下腹痛的原因,妇科检查符合最低诊断标准,即可给予经验性抗生素治疗。下腹痛同时伴有下生殖道感染征象时,诊断盆腔炎性疾病的可能性增加。

附加标准可增加诊断的特异性,多数盆腔炎性疾病患者有宫颈黏液脓性分泌物,或阴道分泌物生理盐水涂片检查见到白细胞。若宫颈分泌物正常并且见不到白细胞,盆腔炎性疾病的诊断需慎重,需要考虑有无其他原因引起的下腹痛。

特异标准基本可诊断盆腔炎性疾病,但由于除超声检查外,均为有创检查或费用较高,特异标准仅适用于一些有选择的病例。腹腔镜诊断盆腔炎性疾病标准包括:①输卵管表面明显充血;②输卵管壁水肿;③输卵管伞端或浆膜面有脓性渗出物。腹腔镜诊断输卵管炎准确率高,并能直接采取感染部位的分泌物做细菌培养,但临床应用有一定局限性。并非所有怀疑盆腔炎性疾病的患者均能接受这一检查,对轻度输卵管炎的诊断准确性较低。此外,对单独存在的子宫内膜炎无诊断价值。

在做出盆腔炎性疾病的诊断后,需进一步明确病原体。宫颈管分泌物及后穹隆穿刺液的涂片、培养及核酸扩增检测病原体,对明确病原体有帮助。革兰氏染色涂片可根据细菌形态为选用抗生素及时提供线索;细菌培养及药物敏感试验,为选择敏感抗生素提供依据。除病原体检查外,还可根据病史(如是否为 STD 高危人群)、临床特征初步判断病原体。

七、鉴别诊断

急性盆腔炎应与急性阑尾炎、输卵管妊娠流产或卵巢囊肿蒂扭转或破裂等急症相鉴别。

八、治疗

以抗生素治疗为主,必要时行手术治疗。抗生素的治疗原则:经验性、广谱、及时及个体化。①经验性抗生素:根据药敏试验选用抗生素较合理,但通常需在获得实验室检查结果前即给予抗生素治疗,因此初始治疗往往是选择经验性抗生素;②广谱抗生素:由于盆腔炎性疾病多为混合感染,选择的抗生素应覆盖所有可能的病原体,包括淋病奈瑟菌、沙眼衣原体、支原体、厌氧菌和需氧菌等;③及时:诊断后应立即开始治疗,诊断 48 小时内及时用药将明显降低盆腔炎性疾病后遗症的发生;④个体化选择抗生素:应综合考虑安全性、有效性、经济性、患者依从性等因素选择治疗方案,根据疾病的严重程度决定非静脉给药或静脉给药方案。

(一)非静脉给药方案

若患者一般状况好,症状轻,能耐受口服抗生素,并有随访条件,可在门诊给予口服或肌内注射抗生素治疗。

(1)头孢曲松钠 250 mg,单次肌内注射或头孢西丁钠 2 g,单次肌内注射,单次肌内给药后改为其他第二代或第三代头孢菌素类药物,如头孢唑肟、头孢噻肟等,口服给药,共 14 天。若选用药物不覆盖厌氧菌,加用硝基咪唑类药物,如甲硝唑 0.4 g,每 12 小时 1 次,口服 14 天。为覆盖沙眼衣原体或支原体,可加用多西环素 0.1 g,每 12 小时 1 次,口服;或米诺环素 0.1 g,每 12 小时 1 次,口服;或阿奇霉素 0.5 g,每天 1 次,口服,1~2 天后改为 0.25 g,每天 1 次,口服 5~7 天。

(2)氧氟沙星 400 mg 口服,每天 2 次;或左氧氟沙星 500 mg 口服,每天 1 次,连用 14 天;同时加用甲硝唑 0.4 g,每天 2~3 次,口服,连用 14 天。

(二)静脉给药方案

若患者一般情况差,病情严重,伴有发热、恶心、呕吐,或有盆腔腹膜炎或输卵管卵巢脓肿或门诊治疗无效或不能耐受口服抗生素或诊断不清,均应住院给予以静脉抗生素药物治疗为主的综合治疗。

1.支持疗法

卧床休息,半卧位有利于脓液积聚于直肠子宫陷凹而使炎症局限。给予高热量、高蛋白、高维生素流质或半流质食物,补充液体,注意纠正电解质紊乱及酸碱失衡。高热时采用物理降温。尽量避免不必要的妇科检查以免引起炎症扩散,腹胀者应行胃肠减压。

2.抗生素药物治疗

给药途径以静脉滴注收效快,但在临床症状改善后,应继续静脉给药至少 24 小时,然后转为口服药物治疗,共持续 14 天。

(1)头孢霉素类或头孢菌素类药物联合方案:头孢西丁钠 2 g,静脉滴注,每 6 小时 1 次;或头孢替坦 2 g,静脉滴注,每 12 小时 1 次;或头孢曲松 1 g,静脉滴注,每 24 小时 1 次。

(2)喹诺酮类药物与甲硝唑联合方案:氧氟沙星 0.4 g,每 12 小时 1 次,静脉滴注;或左氧氟沙星 0.5 g,每天 1 次,静脉滴注;加用硝基咪唑类药物,如甲硝唑

0.5 g,每12小时1次,静脉滴注。

(3)青霉素类与四环素类药物联合方案:氨苄西林钠舒巴坦钠3 g,每6小时1次,静脉滴注;或阿莫西林克拉维酸钾1.2 g,每6~8小时1次,静脉滴注;加用抗沙眼衣原体药物多西环素0.1 g,每12小时1次,口服14天;或米诺环素0.1 g,每12小时1次,口服14天;或阿奇霉素0.5 g,每天1次,静脉滴注或口服1~2天后改为0.25 g,每天1次,口服5~7天;加用硝基咪唑类药物,如甲硝唑0.5 g,每12小时1次,静脉滴注。

(4)克林霉素与氨基糖苷类联合方案:克林霉素900 mg,每8小时1次,静脉滴注,临床表现改善后继续静脉应用24~48小时,改为口服450 mg,每天4次,连用14天;或林可霉素0.9 g,每8小时1次,静脉滴注;加用硫酸庆大霉素,首次负荷剂量为2 mg/kg,每8小时1次静脉滴注或肌内注射,维持剂量1.5 mg/kg,每8小时1次。

若为淋病奈瑟菌感染,首选头孢霉素类或头孢菌素类药物。由于耐喹诺酮类药物淋病奈瑟菌株的出现,美国CDC指南不再推荐该类药物治疗盆腔炎性疾病。若淋病奈瑟菌地区流行和个人危险因素低,而且头孢菌素不能应用(对头孢菌素类药物过敏)时,可考虑应用喹诺酮类药物,但在开始治疗前,必须进行淋病奈瑟菌的培养。

3.手术治疗

手术治疗主要用于抗生素控制不满意的输卵管卵巢脓肿或盆腔脓肿。手术指征有以下几项。

(1)药物治疗无效:输卵管卵巢脓肿或盆腔脓肿经药物治疗48~72小时,体温持续不降,患者中毒症状加重或肿块增大者,应及时手术,以免发生脓肿破裂。

(2)脓肿持续存在:经药物治疗后病情有所好转,继续控制炎症数天(2~3周),肿块仍未消失但已局限化,应手术切除,以免日后再次急性发作。

(3)脓肿破裂:突然腹痛加剧,寒战、高热、恶心、呕吐、腹胀,检查腹部拒按或有中毒性休克表现,应怀疑脓肿破裂。若脓肿破裂未及时诊治,死亡率较高。因此,一旦怀疑脓肿破裂,需立即在抗生素治疗的同时行剖腹探查。

手术可根据情况选择经腹手术或腹腔镜手术。手术范围应根据病变范围、患者年龄、一般状态等全面考虑。原则以切除病灶为主。年轻妇女应尽量保留卵巢功能,以采用保守性手术为主;年龄大、双侧附件受累或附件脓肿屡次发作者,行全子宫及双附件切除术;对极度衰弱危重患者的手术范围须按具体情况决定。若盆腔脓肿位置低、突向阴道后穹隆时,可经阴道切开排脓,同时注入抗生素。国外近几年报道对抗生素治疗 72 小时无效的输卵管卵巢脓肿,可在超声或 CT 引导下采用经皮引流技术,获得较好的治疗效果,尤其适用于体弱或要求保留生育功能的年轻患者。

4.中药治疗

中药和物理治疗在盆腔炎性疾病的治疗中具有一定作用。在抗生素治疗的基础上,辅以中药治疗,可能会减少慢性盆腔痛后遗症的发生。

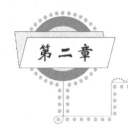

第二章　妇科常见的内分泌疾病

第一节　原发性痛经

原发性痛经通常发生在青春期,初潮开始或初潮后 6～24 个月发生。原发性痛经通常有明确的发生时间,一般在月经即将来潮前或来潮后开始出现,并持续在月经期前的 48～72 小时。第 1 天或第 2 天最严重,可向背部或大腿放射,有时伴有恶心、呕吐、腹泻、疲倦等症状。

由于诊断标准的缺乏及很多人把经期疼痛和不适看作生理反应而不就诊治疗,所以原发性痛经的发病率被低估。青春期女孩发生原发性痛经的比例为16％～93％,2％～29％的女生有严重痛经。青春期女孩和年轻成年女性的痛经大多数是原发性痛经,是功能性的,与正常排卵有关,没有盆腔疾病;但有部分可能是先天子宫发育异常,还有部分痛经患者可能会随着时间的推移逐渐查出有盆腔疾病,如子宫内膜异位症。

一、病因和病理生理

原发性痛经的发病原因尚不清楚,研究表明:初潮过早、抽烟、饮酒、月经量大、体质指数(body mass index,BMI)过高、从未生育、家族史、年龄是原发性痛经的风险因素,随着年龄的增长和生育有些人的痛经会消失或减弱。

(一)局部因素

研究发现原发性痛经发作时有子宫收缩的异常,而造成收缩异常的原因有局部前列腺素、白三烯类物质、血管升压素、缩宫素的增高等。

1.前列腺素(prostaglandin,PG)的合成和释放过多

子宫内膜是合成前列腺素的主要场所,子宫合成和释放前列腺素过多是导致痛经的主要原因。PG 的增多不仅可以刺激子宫肌肉过度收缩,导致子宫缺

血,并且使神经末梢对痛觉刺激敏感化,使痛觉阈值降低。PG 来源于长链多不饱和脂肪酸,比如花生四烯酸,花生四烯酸是溶酶体酶磷脂酶 A_2 催化磷脂产生的。PG 的合成受肾上腺素、多肽激素、甾体激素等分子调节,也受机械刺激和组织外伤的影响。

溶酶体的活性受多种因素调节,其中之一是孕激素水平,孕激素水平越高溶酶体越稳定,低孕激素水平导致溶酶体不稳定,因此在黄体晚期随着黄体的萎缩,孕激素水平下降,溶酶体激活释放磷脂酶 A_2,从而导致花生四烯酸合成增多和 PG 的合成增多。所有女性黄体期循环中 PG 水平比卵泡期高,而且痛经女性的 PG 水平高于无痛经的女性,PG 的水平在月经前 24 小时达到高峰。受孕激素影响的子宫内膜合成 PG 的量更多,因此人们认为排卵周期痛经更为严重。

2.子宫收缩异常

伴随着 PG 水平的增高,痛经患者还表现出月经期的异常子宫收缩。正常月经期子宫的基础张力<1.33 kPa,宫缩时可达 16 kPa,收缩频率为 3~4 次/分。痛经时宫腔的基础压力提高,收缩频率增高且不协调。多普勒超声提示:痛经患者经期子宫呈现过度收缩、血流量减少,可能由此导致子宫缺血和痛经。

3.血管紧张素和缩宫素过高

原发性痛经患者体内的血管紧张素增高,血管紧张素可以引起子宫肌层和血管的平滑肌收缩加强,因此被认为是引起痛经的另一重要因素。缩宫素是引起痛经的另一原因,临床上应用缩宫素阻滞剂可以缓解痛经。

4.其他

除了与经期相关的变化外,原发性痛经患者在整个月经周期存在促炎症因子和抗感染因子的平衡失调,与对照相比,原发性痛经患者的抗炎症因子水平下降,促炎症因子水平升高,这提示痛经患者存在不同的炎症反应过程。还有研究发现原发性痛经患者黄体期的催乳素水平增高。

(二)中枢因素

研究表明,有痛经的患者存在痛觉中枢敏感化,表现为持续的痛觉过敏和疼痛阈值降低。与无痛经的女性相比,痛经患者的疼痛敏感性高,特别是深部肌肉痛,疼痛的阈值低。不考虑月经周期的影响,对有痛经和无痛经的女性进行不同的疼痛刺激,发现痛经患者对热刺激、缺血刺激、压力刺激和电刺激的反应更敏感。

二、临床表现

原发性痛经主要发生在年轻女性身上,初潮或初潮后数月开始,疼痛发生在月经来潮前或来潮后,在月经期的 48～72 小时持续存在,疼痛呈痉挛性,集中在下腹部,有时伴有腰痛,严重时伴有恶心、呕吐、面色苍白、出冷汗等,影响日常生活和工作。

三、诊断与鉴别诊断

诊断原发性痛经,首先要排除器质性盆腔疾病的存在。全面采集病史,进行全面的体格检查,必要时结合辅助检查,如 B 超、腹腔镜、宫腔镜、子宫输卵管碘油造影等检查,排除子宫器质性疾病。鉴别诊断主要排除子宫内膜异位症、子宫腺肌病、盆腔炎等疾病,并区别于继发性痛经,还要与慢性盆腔痛相区别。

四、治疗

(一)一般治疗

对痛经患者,尤其是青春期女孩,必须进行有关月经的生理知识教育,消除其对月经的心理恐惧。痛经时可卧床休息,热敷下腹部,还可服用非特异性的止痛药。研究表明,对痛经患者施行精神心理干预可以有效减轻症状。

(二)药物治疗

1.前列腺素合成酶抑制剂

治疗痛经的首选药物为前列腺素合成酶抑制剂——非甾体抗炎药,其作用机制是通过阻断环氧合酶通路,抑制前列腺素合成,使子宫张力和收缩力下降,达到止痛的效果。有效率为 60%～100%,服用简单,不良反应小,还可以缓解其他相关症状,如恶心、呕吐、头痛、腹泻等。用法:一般于月经来潮、痛经出现前开始服用,连续服用 2～3 天,因为前列腺素在月经来潮的最初 48 小时释放最多,连续服药的目的是减少前列腺素的合成和释放。因此疼痛时间断给药效果不佳,难以控制疼痛。然而,有 15% 左右的患者对非甾体抗炎药不敏感或耐受,这些患者可以选择复方短效避孕药作为二线药物。常用于治疗痛经的非甾体药物及剂量见表 2-1。

布洛芬和酮洛芬的血药浓度 30～60 分钟达到峰值,起效很快。吲哚美辛等对胃肠道刺激较大,容易引起消化道大出血,不建议作为治疗痛经的一线药物,必要时可以用栓剂,采用肛门用药。

表 2-1　常用治疗痛经的非甾体药物及剂量

药物	剂量
甲芬那酸（甲灭酸）	首次 500 mg,之后 250 mg/6 h
氟芬那酸（氟灭酸）	100～200 mg/6～8 h
吲哚美辛（消炎痛）	25～50 mg/6～8 h
布洛芬	200～400 mg/6 h
酮洛芬	50 mg/8 h
芬必得	300 mg/12 h

2.避孕药

短效口服避孕药和含左炔诺孕酮的宫内节育器（曼月乐）适用于需要采用避孕措施的痛经患者,可以有效地治疗原发性痛经。口服避孕药可以使 50% 的患者疼痛完全缓解,40% 明显减轻。曼月乐对痛经的缓解有效率也高达 90%。避孕药的主要作用是抑制子宫内膜生长、抑制排卵、降低前列腺素和血管升压素的水平。各类雌、孕激素的复合避孕药均可以减少痛经的发生,它们减轻痛经的程度无显著差异。

3.物理治疗

经皮电神经刺激可以改变身体对疼痛信号的接受能力;硝酸甘油皮贴抑制子宫收缩;中医针灸止痛等。

4.中药治疗

中医认为痛经是由气血运行不畅引起,因此一般以通调气血为主,治疗原发性痛经一般用当归、川芎、茯苓、白术、泽泻等组成的当归芍药散,效果明显。

（三）手术治疗

以往对原发性痛经药物治疗无效的顽固性病例,可以采用骶前神经节切除术,效果良好,但有一定的并发症。近年来主要用子宫神经部分切除术。无生育要求者,可进行子宫切除术。

第二节　闭　经

任何因素导致的月经从未来潮或月经来潮后异常停止都称为闭经。闭经可分为生理性闭经和病理性闭经。女性一生中有几个阶段会发生生理性闭经,比如怀孕期、哺乳期、绝经期;病理性闭经情况复杂,很多疾病可以导致闭经,不同病因导致的闭经其治疗方法和结局也不同,因此了解闭经的病因并准确诊断十分重要。

一、定义

闭经分为原发性闭经和继发性闭经两种。

(一)原发性闭经

原发性闭经是指女性年满 16 岁尚无月经来潮,或 14 岁尚无第二性征发育,或第二性征发育已过两年而月经仍未来潮者。此定义以正常青春期应出现第二性征发育和月经初潮的年龄推后两个标准差为依据。

(二)继发性闭经

继发性闭经是指月经建立后月经停止,停经持续时间超过 3 个正常月经周期或月经停止 6 个月以上者。

二、病因与分类

调节月经的生理过程十分复杂,需要中枢神经系统、下丘脑、垂体、卵巢、生殖系统参与。正常月经建立和维持的必要条件是:①正常的下丘脑-垂体-卵巢轴的神经内分泌调节;②靶器官子宫内膜对激素的周期性反应良好;③生殖道的引流畅通。其中任何一个环节发生异常都会导致闭经。闭经是妇科疾病中常见的症状,可由各种原因引起。

由于引起闭经的病因复杂,所以病理性闭经存在多种分类方式。比如:①按发生时间分类,分为原发性闭经和继发性闭经;②按促性腺激素水平分类,把闭经分为低促性腺素型闭经和高促性腺素型闭经,前者是由于下丘脑或垂体的问题导致的促性腺激素水平低下,从而导致卵巢功能低下性闭经,后者是由于卵巢本身功能减退导致的闭经;③按病因和发生部位进行分类,该分类根据参与调节月经的不同部位进行分类,分为子宫或下生殖道发育异常性闭经、卵巢性闭经、垂体性闭经、下丘脑性闭经。下面将按闭经发生的部位概述导致闭经的原因。

(一)子宫或下生殖道发育异常性闭经

子宫是形成月经的器官,由于先天的子宫缺如、发育异常或后天损伤导致其对卵巢性激素无反应,不能周期性发生内膜增生和分泌期变化,导致闭经。该类型的闭经通常生殖内分泌正常,第二性征正常。

1.子宫性闭经

子宫性闭经的病因包括先天性和后天性两种,前者包括米勒管发育不全综合征和雄激素不敏感综合征。后者包括手术、感染导致的宫腔粘连或闭锁。

(1)米勒管发育不全综合征:是由米勒管(又称副中肾管)发育障碍引起的先天畸形,表现为始基子宫或无子宫、无阴道或阴道盲端,而外生殖器、输卵管、卵巢发育正常,女性第二性征正常,其中30%伴肾脏畸形、12%患者伴有骨骼畸形。近年来的研究发现该病与Wnt4基因异常有关。约20%的原发性闭经伴有子宫阴道发育不全。

(2)雄激素不敏感综合征:雄激素不敏感综合征患者染色体为男性核型46,XY,性腺为睾丸,体内睾酮为男性水平,由于缺乏雄激素受体导致男性生殖器发育异常,由于靶器官缺乏雄激素受体,因此性毛缺失或异常。雄激素不敏感综合征分为完全性和不完全性两种表现型,前者外生殖器女性且发育幼稚,无阴毛和无腋毛,青春期乳房发育,但无乳头。后者表现为外生殖器性别不清,有阴毛和腋毛。

(3)继发性子宫性闭经:Asherman综合征是继发性子宫性闭经中的最常见原因。因人工流产刮宫过度、诊断性刮宫过度、产后或引产后或流产后出血刮宫损伤内膜基底层,或伴有子宫内膜炎导致宫腔粘连或闭锁。宫腔完全粘连者无月经;颈管粘连者有月经产生但不能流出,造成周期性下腹痛。感染所致的子宫内膜炎,严重时也可以导致闭经,如结核性子宫内膜炎时,子宫内膜遭受破坏易导致闭经。手术切除子宫或子宫内膜电灼导致闭经。宫腔内放疗也可导致闭经。

2.下生殖道发育异常性闭经

下生殖道发育异常性闭经包括处女膜闭锁、阴道横膈和阴道闭锁、宫颈闭锁等。

(1)处女膜闭锁:又称无孔处女膜,是发育阶段泌尿生殖窦未能贯穿前庭导致,发病率约为0.015%。该病在临床上主要表现为月经初潮后因经血不能外流而积聚于阴道,多次行经后逐渐形成阴道血肿,以后逐渐发展为宫腔积血。随着病情的发展,临床症状逐渐出现,最早可感到周期性下坠胀、腹痛,进行性加重。当血肿压迫尿道和直肠,可引起排尿及排便困难、肛门坠痛、尿频和尿急等。当经血流入腹腔可出现剧烈腹痛。妇科检查时可以发现处女膜封闭无开口,有时可触及阴道血肿。处女膜孔出生后因炎症等原因形成粘连将孔封闭,也可形成无孔处女膜。

（2）阴道横膈和阴道闭锁:阴道横膈是由两侧副中肾管融合后其尾端与泌尿生殖窦未贯通或部分贯通所致。阴道闭锁是泌尿生殖窦未形成阴道下段所致,通常上 2/3 正常,下 1/3 闭锁,青春期后经血积存于阴道上段或横膈内侧不能流出。

（3）宫颈闭锁:先天性宫颈闭锁是由副中肾管尾端发育异常或发育停滞所致。常表现为原发性闭经、周期性下腹痛、盆腔及宫腔积液等。后天性宫颈闭锁主要由手术损伤导致,如宫颈癌保留生殖功能手术、宫颈锥切或宫颈 Leep 刀手术后,可导致宫颈闭锁,造成闭经及宫腔经血滞留。

（二）卵巢性闭经

卵巢性闭经是由于卵巢先天性发育异常或后天因素导致功能过早衰退,雌、孕激素等卵巢激素水平下降,垂体激素 FSH 和黄体生成素(LH)反馈性升高。

1.先天性性腺发育不全

先天性性腺发育不全占原发性闭经的 35% 左右,分为染色体异常和正常两类。

（1）特纳综合征:特纳综合征患者缺少一个 X 染色体或 X 染色体的一个片段,染色体核型为 X 染色体单体（45,XO）或嵌合体（45,XO/46,XX 或 45,XO/47,XXX）。表现为卵巢不发育、原发性闭经、第二性征发育不良。患者通常身材矮小、常有蹼颈、盾状胸、后发际低、肘外翻、腭高耳低、鱼样嘴等临床特征,患者还伴有面部多痣,部分患者伴有主动脉狭窄及肾、骨骼畸形。

（2）单纯性性腺发育不全:单纯性性腺发育不全患者染色体核型正常,但分为女性核型和男性核型两种类型。①46,XX 性腺发育不全:患者卵巢呈条索状、无功能的实质结构,内无生殖细胞,子宫由于缺乏雌激素刺激呈幼稚型,外生殖器女性型,第二性征不发育或发育差,体格发育正常。表现为原发性闭经。激素治疗可促进第二性征和生殖器官的发育及月经来潮。②46,XY 性腺发育不全:又称 Swyer 综合征。主要表现为原发性闭经、性腺呈条索状、体格发育正常。由于Y 染色体存在,患者在 10～20 岁时发生性腺母细胞瘤或无性生殖细胞瘤的可能性增高。因此,一经确诊应立即切除条索状性腺。

2.卵巢不敏感综合征/抵抗性卵巢综合征

该病表现与卵巢早衰相似,但病理却有不同。由于卵巢的包膜受体缺陷,导致对促性腺激素的反应低下或无反应,因此不能周期性发生卵泡的发育、成熟、排卵及分泌性激素,因此出现闭经;雌、孕激素和抗米勒管激素水平低下,不能反馈抑制垂体激素,因此 FSH 和 LH 水平升高。临床特征为闭经、生殖器官萎缩,但卵巢形态饱满、内有多数始基卵泡极少数初级卵泡,第二性征不发育或退缩,出现闭经及促性腺激素升高。

3.早发性卵巢功能不全

早发性卵巢功能不全(premature ovarian insufficiency,POI):过去称为卵巢早衰(premature ovarian failure,POF),现在很多文章更名为POI,是指发生在40岁以前的卵巢功能减退。表现为继发性闭经,常常伴有潮热、多汗、失眠、乏力等更年期症状,激素测定呈现低雌激素和高促性腺激素的特点。卵巢内无卵母细胞或虽有原始卵泡但对促性腺激素无反应。POI的病因不明,常见病因有遗传因素、自身免疫因素等。

(三)垂体性闭经

垂体的器质性病变或功能失调均可导致月经紊乱或闭经。

1.先天性垂体病变

先天性垂体病变包括单一垂体促性腺激素水平低下和生长激素缺乏,前者是单一LH或FSH亚单位或受体缺乏导致,后者是先天性垂体前叶生长激素分泌不足。

2.垂体肿瘤

腺垂体包含多种具有分泌功能的细胞,可分泌催乳素、生长激素、促肾上腺激素、促甲状腺激素等,这些腺细胞均可产生垂体瘤,如催乳素腺瘤、生长激素腺瘤、促甲状腺激素腺瘤及促肾上腺皮质激素腺瘤等,由于不同类型的肿瘤可分泌不同的激素,因此症状各不相同,但都会有闭经表现。

(1)催乳素腺瘤:占垂体功能性肿瘤的45%～70%,占闭经患者的15%左右。女性患者表现为闭经、溢乳、复发性流产、不孕等,40%患者出现高雄激素症状,肿瘤增大可能出现神经压迫症状,如头痛、视力减退、视野缺损等。

(2)生长激素腺瘤:为垂体前叶嗜酸细胞瘤,瘤细胞分泌过多的生长激素而引发一系列症状,因发病年龄不同可表现为巨人症或肢端肥大症,前者发生在未成年人,有原发性闭经;后者发生在成年人,常有继发性闭经和性功能障碍。

(3)促甲状腺激素腺瘤:属嗜酸或嫌色细胞瘤,瘤细胞分泌过量的促甲状腺激素导致甲状腺激素水平过高,引起甲状腺功能亢进症(甲亢)和闭经。

(4)促肾上腺皮质激素腺瘤:该瘤细胞分泌大量的ACTH,致使肾上腺分泌皮质醇量增高,从而导致向心性肥胖,女性患者出现闭经、多毛、痤疮等。

3.空蝶鞍综合征

先天性发育不全、肿瘤、手术破坏、妊娠后等因素,导致脑脊液流入垂体窝,蝶鞍扩大,垂体受压缩小。临床上可无症状,部分患者出现头痛、视野改变、脑脊液鼻漏或颅内高压,并发下丘脑功能失调可导致内分泌功能紊乱出现闭经、溢乳等。

4.席汉综合征

由于产后大出血、休克导致垂体缺血梗死。一般垂体前叶最为敏感,可累及促性腺激素、促甲状腺激素及促肾上腺激素分泌细胞,因此出现闭经、无乳、性欲减退、毛发脱落等症状,还可以出现畏寒、贫血、嗜睡、低血压及基础代谢率低下等症状。垂体后叶功能受影响可导致尿崩症。

(四)下丘脑性闭经

下丘脑性闭经是指包括中枢神经系统、下丘脑疾病或功能紊乱引起的GnRH脉冲分泌异常或分泌不足导致的闭经。

1.先天性

先天性包括伴有嗅觉障碍的低促性腺素性腺功能低下和不伴有嗅觉障碍的特发性低促性腺素性腺功能低下。

(1)Kallmann综合征是下丘脑先天性分泌促性腺激素释放激素缺陷,同时伴有嗅觉丧失或减退的一种疾病。男女均可发病,女性发病率为1/5 000。病变在下丘脑,先天性GnRH分泌不足与嗅觉神经发育不全。由于胚胎时期分泌GnRH的神经元和嗅觉神经元是同一来源,移行途径相同,因此本病的发生是嗅觉神经元向前脑移行未达嗅球,却终止于筛板和前脑之间,GnRH神经元也终止于此,两种神经元部分或完全不发育,故导致闭经的同时伴发嗅觉异常。患者表现为原发性闭经、第二性征不发育,同时伴有嗅觉缺失。可伴有神经系统异常、眼球运动失常、凝视性眼球水平震颤、感觉神经性耳聋、体格系统异常、唇裂、裂腭、单侧肾、弓形足等表现。激素测定FSH、LH、E_2均明显降低。

(2)特发性低促性腺素性腺功能低下是染色体隐性遗传疾病,为单纯的促性腺激素释放激素缺乏导致的性腺功能低下。表现为原发性闭经、第二性征不发育或发育差。除了没有嗅觉缺失外,其他表现与Kallmann综合征基本一致。

2.器质性

下丘脑器质性疾病包括肿瘤、炎症、手术等导致的功能受损,引起GnRH分泌不足,H-P-O轴功能低下。

(1)颅咽管瘤是一种生长缓慢的肿瘤,位于蝶鞍上垂体柄漏斗部前方,肿瘤增大可压迫第三脑室,向上压迫视神经交叉,向下压迫下丘脑和垂体出现相应的压迫症状,导致颅内压增高、肥胖、视力障碍等压迫症状。发生在青春期可出现原发性闭经、性幼稚、生长障碍;发生在青春期后表现为继发性闭经、女性性征退化、生殖器官萎缩、骨质疏松等。

(2)弗勒赫利希综合征属下丘脑性幼稚肥胖症,主要是下丘脑组织病变侵犯了释放 GnRH 的神经核群,同时也侵犯了与摄食有关的神经核群,导致性腺功能低下和肥胖。表现为闭经、第二性征发育差、内外生殖器发育不良,伴多食和肥胖。

3.功能性

功能性下丘脑性闭经是由 H-P-O 轴功能受到抑制导致的,不是器质性疾病或结构性疾病造成的,因此这种类型的闭经常常是可逆的。下丘脑分泌的 GnRH 受中枢神经系统的调节,许多环境因素可导致下丘脑功能紊乱,分泌 GnRH 的水平、脉冲频率和幅度异常,从而导致 H-P-O 轴功能失调,发生闭经。导致下丘脑功能失调的因素包括精神、运动等。

(1)精神应激性闭经:精神刺激和创伤的应激反应,可导致下丘脑-垂体-卵巢轴功能失调,导致闭经。精神应激刺激可以使促肾上腺皮质激素释放激素增加,皮质激素分泌增加,内源性阿片肽增加,抑制下丘脑及垂体激素释放。

(2)运动性闭经:长期过量、剧烈的运动,会导致体脂减少,产生相应的应激反应,引起下丘脑-垂体-卵巢轴功能失调,导致闭经。这种现象在 69% 的运动员中发生,运动一旦引起闭经,提示患者存在能量消耗和摄入不平衡、饮食不足,激素水平降低,可导致骨质丢失、骨密度降低。

(3)跌重性闭经:神经性厌食症是一种严重的进食障碍,多数由生物、社会、精神因素引起。该症的精神应激刺激和体重严重下降都会导致内分泌功能紊乱,引起闭经。该症不仅影响 H-P-O 轴,还影响下丘脑-垂体-肾上腺轴和下丘脑-垂体-甲状腺轴,因此患者不仅出现性激素水平低下,肾上腺皮质激素、甲状腺激素水平均有不同程度下降,导致除闭经以外的怕冷、乏力、皮肤干燥、血压降低等问题。另外,节食过度、营养不良、胃肠道吸收障碍等都可导致跌重性闭经。

4.药物性

很多药物可以干扰下丘脑和垂体的功能,导致闭经。如抗精神病药物氯丙嗪、奋乃静,通过阻断多巴胺受体引起 PRL 升高,从而抑制 GnRH 释放,导致闭经和溢乳;长效避孕药中的雌、孕激素可以抑制 H-P-O 轴的功能导致部分女性闭经;其他药物包括利血平、甲氧氯普胺(灭吐灵)、地西泮等药物也可以通过抑制下丘脑的催乳素抑制因子而产生溢乳和闭经症状。药物性闭经的特点是停药后月经可自动恢复正常。

(五)其他

雄激素异常、其他内分泌系统异常等疾病皆可导致闭经。

1.雄激素增高

(1)多囊卵巢综合征是临床上常见的妇科内分泌紊乱性疾病,由于LH/FSH失调、雄激素产生过多、胰岛素抵抗等一系列内分泌紊乱,导致卵巢持续不排卵,造成闭经。

(2)卵巢功能性肿瘤:卵巢上出现的具有分泌功能的肿瘤皆可影响月经。产生雄激素的肿瘤,包括睾丸母细胞瘤、卵巢门细胞瘤、卵泡膜细胞瘤等,由于产生过量的雄激素抑制 H-P-O 轴功能而引起闭经。

(3)卵泡膜细胞增生症:为卵泡膜细胞和间质细胞增生导致雄激素水平升高,使患者呈男性化表现,常伴有胰岛素抵抗。

(4)先天性肾上腺皮质增生症(CAH)是先天性酶缺陷导致的疾病,常见的有 21-羟化酶缺乏和 11-羟化酶缺乏,为常染色体遗传疾病。由于酶缺乏导致皮质醇合成减少,ACTH 合成增多,刺激肾上腺皮质增生,合成过多的雄激素,严重的导致女婴外生殖器男性化,轻者表现为类似多囊卵巢综合征的高雄变现和闭经。

2.甲状腺功能异常

甲状腺和性腺的内分泌活动可以直接或间接地相互影响,因此当甲状腺发生疾病时,其分泌的甲状腺激素水平的增加或减少都会影响到生殖系统的功能。甲亢中、重度患者对垂体功能反馈抑制,引起 TRH、TSH、GnRH 降低,导致无排卵月经或闭经。甲状腺功能减退症可导致患者青春期前出现原发性闭经、身材矮小、性幼稚等,成年患者出现月经过多、无排卵型功能失调性子宫出血。引起 POI 的重要原因之一是免疫因素,研究发现部分桥本氏甲状腺炎患者伴发POI,可能是自身抗体损伤卵巢功能的结果。

3.肾上腺功能异常

控制肾上腺和卵巢功能的下丘脑激素释放激素间存在交叉作用,因此肾上腺和卵巢关系密切,肾上腺疾病可影响卵巢功能,出现月经紊乱或闭经。

(1)肾上腺皮质功能亢进是 ACTH 分泌过多或肾上腺肿瘤所致的肾上腺皮质功能亢进,表现为向心性肥胖、高血压、高血糖、多毛、痤疮或闭经等一系列症状。

(2)肾上腺皮质功能低下是由肾上腺皮质功能低下导致患者出现虚弱、疲乏、厌食、恶心、心动微弱等症状为特点的一种疾病。引起肾上腺功能低下的原因包括肾上腺结核、梅毒、肿瘤、出血等导致功能破坏;精神神经因素导致肾上腺功能减退;或自身免疫因素造成的合并卵巢、甲状腺等的多腺体自身免疫疾病。

该病常出现卵巢功能低下,严重时表现为排卵障碍、月经过多、闭经、孕育等。

4.糖代谢失调

糖代谢失调是由胰岛素缺乏或外周组织对胰岛素敏感性下降引起的一种代谢性疾病。胰岛功能的失调可影响性腺轴功能,出现闭经、不孕等症状。1型糖尿病未经治疗控制的女性患者,闭经率高达50%,说明糖尿病对生殖轴的影响十分明显。

三、诊断

闭经的原因有很多,是许多疾病的一种共同表现,其诊断要根据病史、体格检查和相关辅助检查找出导致闭经的原发病因,才能最终诊断其类型和发生部位。因此,详细了解闭经患者的现病史、月经史、婚育史等十分重要。

(一)病史

1.现病史

了解末次月经时间,并区分是自然月经或激素治疗后的撤退性出血。了解发病前有无诱因,如环境改变、精神刺激、过度劳累、寒冷刺激等,精神心理因素、节制饮食或厌食所致的明显体重下降,消耗性疾病引起的严重营养不良等。

2.月经史

原发性闭经患者应询问有无自然的乳房发育、性毛生长情况、身高增长速度、有无周期性腹痛等;继发性闭经患者应询问初潮年龄、周期、经期、经量等。闭经以来有无伴发症状,如早孕样反应、腹痛、溢乳、视力改变、体重增加、围绝经期症状等。曾做过什么检查,用过哪些药物等。最近的两次月经日期要详细了解。

3.婚育史

婚育史包括婚姻状况、结婚年龄、避孕方法、避孕药具使用时间等。妊娠生育史包括妊娠次数、分娩次数,有无难产、大出血和手术产情况、有无产后并发症;流产次数、方法、有无并发症等;有无人流、取环、宫腔镜等可能造成子宫内膜损伤的病史。

4.既往史

幼年有无腮腺炎、结核、脑炎、脑部创伤史、生殖器官感染史。有无垂体肿瘤、垂体手术、垂体外伤等病史。有无其他内分泌疾病史,如甲状腺、肾上腺和胰腺等异常病史。

5.个人史

个人生活习惯、饮食习惯、学习及工作压力、环境改变、运动强度、家庭关系等。

6.家族史

母亲、姐妹有无早绝经的病史,父母是否近亲结婚等。

(二)临床表现和体格检查

1.临床表现

16 岁月经从未来潮,为原发性闭经;原来月经正常,排除妊娠和哺乳,月经停止 6 个月以上或停经超过 3 个月经周期,为继发性闭经。

2.体格检查

(1)全身检查:包括全身发育状况、有无畸形;测量身高、体重、四肢与躯干的比例,五官特征,观察精神状态、智力发育、营养状况等,对毛发分布和浓密程度进行评分,评估乳房发育情况并检查是否溢乳,腹股沟和小腹部有无肿块等。

(2)妇科检查:观察外生殖器发育情况,有无阴毛及分布,阴蒂大小,处女膜是否闭锁,阴道是否通畅、有无先天性畸形;检查子宫和卵巢的大小,有无肿块和结节,输卵管有无增粗和肿块等。

(三)辅助检查

1.激素试验

雌、孕激素撤退试验是传统的闭经检测手段,但有些专家认为这种方法特异性和敏感性差而不建议使用。

(1)孕激素试验:根据孕激素试验将闭经分为Ⅰ度闭经和Ⅱ度闭经,以反映闭经的严重程度。卵巢具有分泌雌激素功能,有一定雌激素水平,用孕激素有撤退性出血称Ⅰ度闭经;卵巢分泌雌激素功能缺陷或停止,雌激素水平低落,用孕激素无撤退性出血称Ⅱ度闭经。方法为黄体酮 20 mg,肌内注射,共 3～5 天;或甲羟孕酮 8～10 mg,每天 1 次,共 5～7 天;或达芙通 10 mg,每天 2 次,共 10 天。停药后 2～7 天有撤退性出血为阳性,即Ⅰ度闭经,表示生殖道完整,体内有一定水平的内源性雌激素,但有排卵障碍;如本试验为阴性,则为Ⅱ度闭经。

(2)雌激素试验:孕激素试验阴性者行雌激素试验以排除子宫性闭经。口服雌激素(炔雌醇 0.05 mg,或倍美力 0.625 mg,或补佳乐 1 mg)每天 1 次,共 20 天,于用药第 16 天开始用孕激素制剂(黄体酮胶囊 100 mg,口服,每天 2 次,或甲羟孕酮 8～10 mg,每天 1 次,或达芙通 10 mg,每天 2 次),共 10 天。停药后 2～7 天有撤退性出血者为阳性,表示子宫内膜正常,下生殖道无梗阻,病变由内源性雌激素缺乏引起;试验阴性表示病变在子宫,重复两个周期仍无出血,提示子宫内膜受损或无反应或下生殖道梗阻。

（3）垂体兴奋试验：对于 FSH 及 LH 低于正常者,需用此试验区分病变在垂体还是在下丘脑。方法是静脉注射 GnRH 50 μg,于注射前及注射后 15 分钟、30 分钟、60 分钟、120 分钟分别采血测定 LH,峰值通常出现在注射后 15~30 分钟,峰值为注射前 3 倍以上为阳性,说明病变可能在下丘脑;如果峰值后移,提示可能是 Kallman 综合征或特发性低促性腺素性腺功能低下。阴性者人工周期治疗 1~3 个月后重复试验仍无反应者表示病变在垂体。若 FSH 升高不明显,LH 较基础值明显升高 3~5 倍,伴有 LH/FSH>3,提示可能是多囊卵巢综合征。

2.靶器官功能检查

（1）子宫功能检查：诊断性刮宫加内膜活检、宫腔镜检查适用于已婚妇女,用以了解宫腔深度、内膜情况、颈管和宫腔有无粘连。刮取内膜活检可以了解子宫内膜的分期并判断其对卵巢激素的反应,并可诊断内膜增生/癌、内膜结核、内膜息肉等疾病。

（2）卵巢功能检查：包括基础体温测定、宫颈黏液检查、阴道脱落细胞检查。①基础体温测定：孕酮通过体温调节中枢使体温升高,正常有排卵的月经周期在排卵后 24 小时体温开始升高,整个后半周期体温较前半周期升高 0.3~0.5 ℃,因此体温呈双相型通常提示卵巢有排卵和黄体形成。②宫颈黏液检查：宫颈黏液受雌、孕激素的影响会发生形态、物理性状的改变,宫颈黏液检查分为宫颈黏液评分和宫颈黏液结晶检查两种,前者是根据宫颈黏液的量、拉丝度、宫颈口张合的程度进行评分;后者是根据黏液的结晶判断受雌激素影响的程度及是否受孕激素的影响。③阴道脱落细胞检查：通过观察阴道脱落细胞中表、中、底层细胞的比例,判断雌激素水平,一般表层细胞的比例越高反映雌激素水平越高。中枢性闭经及卵巢早衰患者都会出现不同程度的雌激素低落状态。

3.内分泌测定

（1）生殖激素测定：闭经患者需要测定的生殖激素通常包括 FSH、LH、PRL、E_2、P、T 等,早卵泡期（月经周期 1~5 天）的促性腺激素 FSH、LH 测定适用于雌激素试验阳性者,以区别雌激素缺乏是卵巢性还是中枢性。高促性腺素性腺功能低落：FSH≥30 U/L,说明病变在卵巢;低促性腺激素性腺功能低落：FSH 或 LH<5 U/L,或单纯性 LH 降低,提示病变在中枢（下丘脑或垂体）;LH/FSH 比值增大可能患有多囊卵巢综合征;FSH/LH 比值增高可能与卵巢功能减退有关,但其切割值尚待统一。

早期卵泡 E_2 测定可反映卵巢激素的水平,E_2≤50 ρg 说明卵巢功能低下;黄体期 P≥15.9 nmol/L 说明有排卵；T 水平增高提示有多囊卵巢综合征、卵巢男性化肿瘤、睾丸女性化疾病、肾上腺皮质疾病等可能，需要进行相关检查鉴别诊断。PRL 测定要在上午 9～11 时，空腹、安静状态下，避免应激因素影响测定结果。PRL＞25 ng/mL 为高催乳素血症，PRL 过高需要进行 MRI 检查以排除垂体催乳素瘤，此外要根据病史寻找相应的病因。检测 17α-OHP 水平升高可能是肾上腺皮质增生症，需要进一步进行肾上腺皮质激素刺激试验进行诊断。

（2）其他激素：甲状腺激素、肾上腺激素、胰岛素等的测定可以确定闭经的原发病因。

4.其他辅助检查

（1）B 超检查：通过 B 超检查可了解盆腔有无肿块、宫腔内有无占位病变、盆腔有无积液等。

（2）子宫输卵管造影（HSG）检查：对于怀疑有子宫疾病、结核、粘连者应行 HSG 检查，以了解子宫是否有粘连、输卵管是否通畅等。

（3）宫腔镜检查：有助于明确子宫性闭经的病变性质，了解宫腔粘连的部位、程度、范围等，估计月经恢复的可能性。

（4）腹腔镜检查：可以在直视下观察卵巢的外观、大小、形状等，明确闭经的病因，腔镜下可以行活检，卵巢活检有利于明确两性畸形的病因。

（5）电子计算机断层扫描（CT）或磁共振成像（MRI）检查：可用于头部蝶鞍区的检查，有利于分析肿瘤的大小和性质，诊断空蝶鞍、垂体瘤等疾病。

（6）染色体检查：对于 FSH 增高的原发性闭经患者应常规进行外周血染色体检查，对鉴别先天性性腺发育不全、两性畸形的病因有重要意义。

（7）自身免疫性抗体检测：与闭经有关的自身免疫性抗体包括抗肾上腺抗体、抗甲状腺微粒体抗体、抗卵巢抗体、抗胰岛细胞抗体等。

（8）其他：疑为结核者测定血沉、结核菌素试验、胸部 X 线检查；怀疑妊娠或相关疾病者应查人绒毛膜促性腺激素（human chorionic gonadotropin，HCG）。

四、治疗

引起闭经的原因复杂多样，有先天和后天因素，更有功能失调和器质性因素之分，因此治疗上要按照患病病因制订出不同的治疗方案，病因治疗和激素补充治疗相结合。

（一）一般治疗

月经正常来潮受神经内分泌调节，精神心理、社会环境、饮食营养对其有重大影响。另外闭经本身也会影响患者的身心健康。因此,全身治疗和心理调节对闭经患者十分必要。对于因精神创伤、学习和工作压力导致的精神应激性闭经要进行耐心的心理疏导;对于盲目节食减肥或服药减肥导致的闭经要指导患者正确认识减肥和利用适当途径进行体重控制,并告知过度节食减肥的弊端;对于偏食引起的营养不良要纠正饮食习惯;慢性疾病导致的营养不良要针对病因进行治疗,并适当增加营养。若闭经患者伴有自卑、消极的心理问题,要鼓励其树立信心,配合治疗,有助于早日恢复月经。

(二)激素治疗

对于原发性闭经患者,激素应用的目的是促进生长和第二性征发育,诱导人工月经来潮;对于继发性闭经患者,激素应用的目的是补充性激素,诱导正常月经,防止激素水平低下造成的生殖器官萎缩、骨质疏松等。

1.单纯雌激素应用

(1)促进身高生长和第二性征发育:Turner 综合征患者及性腺发育不良患者缺乏青春期雌激素刺激产生的身高突增阶段,因此这类患者在骨龄达到13岁以后,可以开始小剂量应用雌激素,如炔雌醇 0.012 5 mg/d、孕马雌酮(倍美力)0.300～0.625 mg/d、戊酸雌二醇 0.5～1 mg/d、17β-雌二醇 0.5～1 mg/d,可提高生长速度。

(2)促进生殖器官发育及月经来潮:原发性闭经患者为低雌激素水平者,第二性征往往发育不良或完全不发育,应用小剂量雌激素模拟正常青春期水平,刺激女性第二性征和生殖器官发育,如孕马雌酮(倍美力)0.625 mg/d、戊酸雌二醇 1 mg/d、17β-雌二醇 1 mg/d,使用过程中定期检测子宫内膜厚度,当子宫内膜厚度超过 6 mm 时,开始定期加用孕激素,造成撤退性出血,即人工月经。

对于继发性闭经的患者,如果在闭经时间过长,子宫萎缩且对激素治疗反应不良的情况下,可以先单纯应用雌激素促进子宫生长、刺激子宫内膜的受体表达和对激素的反应,当持续应用到内膜厚度超过 6 mm 时,可以加用孕激素 10～14 天,之后便可以进入周期性雌、孕激素补充治疗。

(3)雌激素补充治疗:当患者雌激素水平低下,而子宫缺如或子宫因手术切除时,可单纯应用雌激素进行激素替代治疗,如孕马雌酮(倍美力)0.300～0.625 mg/d、戊酸雌二醇 0.5～2 mg/d、17β-雌二醇 0.5～2 mg/d 等,无须加用孕激素。

2.雌、孕激素联合治疗

雌、孕激素分为周期序贯治疗和周期联合治疗。周期序贯治疗是模拟生殖周期的雌、孕激素分泌模式，前半周期单纯应用雌激素，后半周期应用雌、孕激素联合治疗，如孕马雌酮（倍美力）$0.625\sim1.25$ mg/d，或戊酸雌二醇 $1\sim2$ mg/d，或 17β-雌二醇 $1\sim2$ mg/d，从出血第 5 天开始应用，连续应用 $21\sim28$ 天，最后 $10\sim14$ 天加用孕激素，如醋酸甲羟孕酮 $8\sim10$ mg/d，或黄体酮胶囊 $200\sim300$ mg/d，或地屈孕酮 $10\sim20$ mg/d。

目前，市场上的周期序贯药物有克龄蒙、芬吗通等。对于先天性性腺发育不良、卵巢早衰、下丘脑性闭经等缺乏自身分泌雌、孕激素能力的患者，建议持续进行雌、孕激素治疗直至绝经，以维持女性性征、生殖系统功能、全身健康等的需要。

3.单纯应用孕激素

对于有一定雌激素水平的Ⅰ度闭经，可以应用孕激素后半周期治疗，避免长期雌激素刺激缺乏孕激素抵抗造成子宫内膜过度增生。用药方法为醋酸甲羟孕酮 $8\sim10$ mg/d，或地屈孕酮 $10\sim20$ mg/d，或黄体酮胶囊 $200\sim300$ mg/d，从出血第 $14\sim16$ 天开始，连续应用 $10\sim14$ 天。

(三)促孕治疗

对于有生育要求的妇女，有些闭经患者在进行数个周期的激素治疗后，排卵恢复，可自然孕育；但有些患者无法恢复自发排卵，要在周期治疗诱导生殖器官发育正常后，进行促排卵治疗。

1.小剂量雌激素

对于卵巢功能不全患者，卵巢内尚有少量残余卵泡，这类患者不论对氯米芬或尿促性素都不敏感，可以应用小剂量雌激素期待治疗，如妊马雌酮（倍美力）0.625 mg/d，或戊酸雌二醇 1 mg/d，或 17β-雌二醇 1 mg/d，定期监测卵泡生长情况，当卵泡成熟时可用 HCG $5\ 000\sim10\ 000$ U 促排卵。

2.氯米芬及来曲唑

适用于有一定雌激素水平的闭经妇女。从撤退性出血第 $3\sim5$ 天开始，氯米芬 $50\sim150$ mg/d，或来曲唑 $2.5\sim5$ mg/d，连续 5 天，从最低剂量开始试用，若无效，下一周期可逐渐增加剂量。在使用促排卵药物过程中要严密监测卵巢大小和卵泡生长情况。

3.尿促性素

适用于中枢性闭经，包括下丘脑性和垂体性闭经。一般用药自撤退出血第 $3\sim5$ 天开始使用，每天 75 U，连续 7 天，若无反应可逐渐增加剂量，每次增加 $37.5\sim75$ U，用药期间必需利用 B 超、宫颈评分、雌激素水平监测卵泡发育情况，随时调整剂量。当宫颈评分＞8,优势卵泡＞18 mm 时,可以注射 HCG 促排卵,HCG 的注射剂量要根据卵泡的数量和卵巢的大小决定,以防引起卵巢过激反应。

4.纯促卵泡激素(FSH)

每支含纯化的 FSH 75 U,该制剂主要适用于 LH 低的患者,如多囊卵巢综合征患者,使用方法同尿促性素,在撤退性出血第 3～5 天开始使用,每天 75 U,连续7天,之后通过定期监测卵泡发育情况调整用药量,直至卵泡成熟,停止应用 FSH。

5.人绒毛膜促性腺激素

在促卵泡治疗过程中观察到卵泡直径＞18 mm,或宫颈评分连续 2 天超过8 分时,可以注射 HCG 2 000～10 000 U/d,诱使卵泡排出。HCG 的使用量要根据成熟卵泡的数量、卵巢的大小慎重选用,避免剂量使用不当造成卵巢刺激过度。

(四)对因治疗

引起闭经的原因有很多,因此治疗闭经要结合其病因诊断,针对发病原因进行治疗。

1.子宫及下生殖道发育异常性闭经

(1)下生殖道发育异常性闭经:无孔处女膜可手术切开处女膜,有经血者进行引流,并用抗生素预防感染;小阴唇粘连者一经确诊应立即行钝性分离术,术后抗感染、局部应用雌激素预防术后再次粘连;阴道闭锁和阴道完全横膈需手术打通阴道,术后适当应用阴道模具避免粘连;阴道不全横膈可在孕育成功,分娩时予以切开;先天性无阴道无子宫者,可在婚前 3～6 个月进行阴道成形术,术后放置模具。

(2)宫腔粘连:宫腔粘连的处理要根据粘连的部位、面积、程度、有无生育要求决定是否处理,治疗的目的是恢复宫腔形态、保存生育功能并预防复发。宫腔完全粘连或虽部分粘连但不影响经血外流者,若无生育要求,无须处理;如有生育要求,宫腔部分粘连或宫颈粘连影响经血流出有周期性腹痛,应分解粘连。方法是用宫腔探针或宫颈扩张器分离粘连,或在宫腔镜直视下分离粘连,应用宫腔镜既可探查粘连程度同时又能在指示下进行粘连的分离,其效果明显好于宫腔探针及宫颈扩张器。以往粘连分离后建议放置 IUD 预防粘连;目前采用的防粘连方法包括应用雌、孕激素序贯治疗支持内膜的修复和生长,以及粘连分离后球囊的放置等。但对于严重的内膜损伤,恢复功能仍然是个难题,干细胞治疗、细胞因子治疗等尚在探索中。

2.卵巢性闭经

不论是先天性卵巢发育不良,还是后天因素导致卵巢功能衰退、卵泡耗竭,均表现为促性腺激素增高,雌、孕激素水平低下。

(1)原发性卵巢性闭经:这类患者第二性征发育不良或不发育,因此在骨龄达到 13 岁时应用小剂量雌激素促进生长和第二性征发育,当子宫内膜发育到一定程度开始使用雌、孕激素联合治疗诱发月经。该类患者由于卵巢内缺乏生殖细胞和卵泡,因此极少能孕育自己的孩子,如子宫发育正常,通过雌、孕激素刺激子宫发育成熟,婚后可以借助他人供卵做试管婴儿完成生育要求。

(2)继发性卵巢性闭经:这类闭经引起的原因复杂、机制不详,亦无法针对病因进行治疗。对于无生育要求的患者,应进行雌、孕激素联合替代治疗,维持月经、避免生殖器官萎缩、预防骨质疏松等,建议持续用药至少到平均绝经年龄 50 岁。对于有生育要求,而卵巢内又有残存卵泡者,雌、孕激素序贯治疗数周期后,有部分患者可恢复排卵而受孕。研究表明 POI 患者闭经 1～5 年自然排卵的机会为 5%～10%,有一定机会受孕,但受孕机会与闭经时间的长短成反比,所以该类疾病患者虽然受孕机会极小,生育计划越早希望越大;若不能自发恢复排卵,可试用促排卵治疗,但这类患者的卵巢对促排卵药物的敏感性差,促排卵的成功率较小。所以,如果患者卵巢内的卵泡储备彻底耗竭,这类患者最终的助孕手段也是借助他人供卵做试管婴儿。

3.垂体性闭经

垂体性闭经多为器质性原因闭经,如垂体瘤、席汉综合征,要针对病因治疗。

(1)垂体瘤:一般而言,垂体肿瘤通过手术切除可以根治,但近年来的研究和医学发展使垂体肿瘤的药物治疗成为可能。

垂体催乳素瘤是引起闭经的主要原因之一,该病可以通过手术治疗,如开颅术、经蝶鞍术等,但垂体催乳素瘤手术常常造成肿瘤切除不全或正常垂体组织损伤,近年来药物治疗获得了巨大的进展,逐渐替代手术成为首选治疗方法。

目前,垂体催乳素瘤的首选治疗药物是溴隐亭,该药为多巴胺受体激动剂,每片 2.5 mg,可从 1.25 mg 开始给药,2 次/天,餐时或餐后给药,3 天无不适可逐渐加量,最大剂量 10 mg/d。该药的主要不良反应是胃肠道刺激症状,如不能适应,也可改用阴道给药,资料报道与口服生物利用度相似。另外,还有长效溴隐亭,每 28 天注射 1 次,每次 50～100 mg,最大剂量 200 mg,不良反应小,疗效好,可用于对口服溴隐亭不能耐受的患者。

卡麦角林是 DA 受体激动剂,其特点是强力、长效并有选择性,与 D_2 受体有高度亲和力,适用于对溴隐亭无效或者服用溴隐亭后不适症状较大的患者,有 50% 以上对溴隐亭不敏感的患者对卡麦角林敏感。推荐的起始剂量为每周 0.5 mg,分 1～2 次服用,根据催乳素水平用药,治疗剂量通常为每周 1 mg。据报道,该药长期应用有导致心脏瓣膜反流的风险。

还有一种是诺果宁,是非麦角碱类多巴胺受体 D_2 激动剂,治疗初始剂量为 25 $\mu g/d$,第二、第三天为 50 $\mu g/d$,维持量为 75～150 $\mu g/d$,该药不良反应小、使用安全,但目前国内市场尚无销售。由于 PRL 降为正常后可以立即恢复自发排卵,因此对于已婚妇女,如不避孕可能很快怀孕,但如果是垂体瘤患者,建议最好是 PRL 控制正常 1 年后怀孕。尽管目前尚无任何资料证明溴隐亭对胚胎有害,但慎重起见,推荐妊娠期特别是 3 个月以内停用溴隐亭。妊娠过程中定期观察患者变化,如有头痛、视力下降、视野变化等症状,提示可能有催乳素瘤复发或加重,可立即使用溴隐亭,能迅速控制症状,2 周控制不住可以立即手术。

(2)席汉综合征:由于席汉综合征通常造成垂体分泌促性腺激素、促甲状腺素、促肾上腺素功能的损伤,因此根据患者的具体情况,需进行雌、孕激素、甲状腺素和肾上腺皮质激素三方面的补充替代治疗。雌、孕激素采用序贯治疗;肾上腺皮质激素采用泼尼松 5～10 mg/d 或醋酸可的松 25 mg/d,晨服 2/3,下午服 1/3;甲状腺素片 30～60 mg/d。该病如果没有子宫和输卵管的损伤,如有生育要求,轻者可用氯米芬促排卵,重者可以用尿促性素和 HCG 促排卵治疗,排卵后建议使用黄体酮维持黄体功能。

4.中枢性闭经

中枢性闭经的病因多为精神心理、应激相关因素,因此针对诱因进行治疗十分重要;部分由先天性下丘脑神经元发育异常导致,主要是进行激素替代治疗,有生育要求者进行促排卵助孕。

(1)Kallmann 综合征:由于这种先天性的中枢异常无法纠正,因此需用激素替代方法补充治疗及诱导月经来潮。而卵巢本身并无异常,只是缺乏促性腺激素的刺激使其功能处于静止状态,给予外源性促性腺激素可以诱导卵巢内卵泡的发育和成熟。因此,该病的治疗分两个阶段,首先是激素替代治疗,用小剂量雌激素治疗促进第二性征的发育和生殖器官的发育,到生殖器官发育到一定阶段时,单纯雌激素治疗改为雌、孕激素联合治疗诱导月经来潮;当患者有生育要求时,可用尿促性素和 HCG 诱导排卵,或用 GnRH 脉冲法诱导排卵,后者由于操作困难使用较少。

另一种治疗方法是 GnRH 泵,通过定期释放 GnRH 刺激垂体分泌 FSH 和 LH,从而调节卵巢内卵泡的发育、成熟和排卵及性激素的分泌,因需持续携带,其不良反应是局部感染,影响患者运动及社交、心理等,且价格昂贵。

(2)特发性低促性腺素性腺功能低下:治疗同 Kallmann 综合征,用激素替代方法补充治疗及诱导月经来潮,有生育要求时,给予外源性促性腺激素诱导卵巢内卵泡的发育、成熟和排卵。

(3)继发性低促性腺素性腺功能低下:用雌、孕激素周期性治疗诱导月经来潮,连续 3～6 个月为 1 个疗程,并配合相应的生活方式、饮食、情绪心理等调整。如果停药后不能恢复自然月经,可继续雌、孕激素治疗。

5.其他原因性闭经

由甲亢、甲状腺功能减退症、肾上腺皮质功能亢进或低下、糖尿病等因素引起的闭经,要治疗原发疾病。

第三节　高催乳素血症

高催乳素血症是指各种原因导致的外周血清催乳素(PRL)水平持续高于正常值的状态(正常女性 PRL 水平通常低于 25 ng/mL)。

高催乳素血症的原因包括生理性、病理性或药物性等,常见的临床表现有闭经、溢乳、不孕等。高催乳素血症在一般人群中的患病率为 0.4%,在生殖功能失调患者中可达 9%～17%。

一、PRL 生理基础

(一)分子特性

PRL 是一种主要由垂体前叶 PRL 合成细胞分泌的多肽激素,由 198 个氨基酸构成的大小为 23 kD 单链多肽,通过 3 个分子内二硫键连接 6 个半胱氨酸残基。由于蛋白质翻译后修饰作用(磷酸化、糖基化等),体内的 PRL 以多种形式存在,以 PRL 单体(23 000)为主(80%),生物活性及免疫活性最高,二聚体(大分子 PRL,>100 000)与多聚体(大大分子 PRL,>100 000)各占 8%～10% 及 1%～5%,生物活性减低,免疫活性不变,因此血 PRL 水平与临床表现可不一致。

PRL 与其受体结合发挥效应,PRL 受体是一种属于造血细胞因子受体超家族的跨膜蛋白,结构与生长激素(GH)受体、白介素(IL)受体等类似。

(二)调节因素

在生理情况下,垂体 PRL 分泌受下丘脑 PRL 抑制因子(PIF)和 PRL 释放因子(PRF)双向调节,以 PIF 占优势。下丘脑弓状核和室旁核释放的多巴胺作用于 PRL 合成细胞表面的多巴胺 D_2 受体,抑制 PRL 的合成分泌;而促甲状腺素释放激素(TRH)、雌二醇、缩宫素、抗利尿激素、血管活性肠肽等神经肽可促进 PRL 分泌。

(三)生理功能

PRL 的主要生理功能是促进乳腺组织生长发育,启动并维持产后泌乳。妊娠期女性雌激素水平升高,促进 PRL 合成细胞增生,从而使 PRL 分泌增多,PRL 与雌、孕激素、催乳素、胰岛素等共同作用,刺激乳腺生长发育,为产后哺乳做准备,同时高雌激素水平抑制了 PRL 的促乳腺泌乳作用;分娩后雌激素水平下降,这种抑制作用随之解除,哺乳时婴儿吮吸乳头通过神经体液调节,短期内刺激 PRL 大量分泌。

PRL 能直接或间接影响卵巢功能。PRL 能直接降低卵巢黄体生成素(luteinizing hormone,LH)与尿促卵泡素(follicle-stimulating hormone,FSH)受体的敏感性;还可抑制下丘脑促性腺激素释放激素(gonadotropin-releasing hormone,GnRH)脉冲式分泌,抑制垂体 LH、FSH 分泌,从而导致排卵障碍。

PRL 的生理功能广泛而复杂,还对心血管系统、中枢神经系统、免疫功能、渗透压等有不同程度的调节作用。

(四)生理变化

1.月经周期中期的变化

月经周期中期血 PRL 可有升高,黄体期较卵泡期略有上升。

2.妊娠期的变化

孕 8 周血中 PRL 值仍为 20 ng/mL,随着孕周的增加,雌激素水平升高刺激垂体 PRL 细胞增生和肥大,导致垂体增大及 PRL 分泌增多。在妊娠末期血清 PRL 水平可上升 10 倍,超过 200 ng/mL。自然临产时血 PRL 水平下降,于分娩前 2 小时左右最低。

3.产后泌乳过程中的变化

分娩后 2 小时血 PRL 升至高峰,并维持在较高水平,不哺乳的女性在产后

2 周垂体恢复正常大小,血清 PRL 水平下降,产后 3～4 周降至正常;哺乳者由于乳头经常被吸吮刺激,触发垂体 PRL 释放,产后 4～6 周哺乳妇女基础血清 PRL 水平持续升高。产后 6～12 个月恢复正常,延长哺乳时间则高 PRL 状态相应延长,出现生理性闭经。

4.昼夜变化

PRL 的分泌有昼夜节律,入睡后 60～90 分钟血 PRL 开始上升,早晨睡醒前 PRL 可达到一天 24 小时峰值,醒后迅速下降,上午 9～11 时进入低谷,睡眠时间改变时 PRL 分泌节律也随之改变。

5.饮食结构

进餐 30 分钟内 PRL 分泌增加 50%～100%,尤其是进食高蛋白、高脂饮食。

6.应激导致 PRL 的变化

PRL 的分泌还与精神状态有关,应激状态如激动或紧张、寒冷、麻醉、低血糖、性生活及运动时 PRL 明显增加,通常持续时间不到 1 小时。乳房及胸壁刺激通过神经反射使 PRL 分泌增加。

二、病因

(一)下丘脑疾病

下丘脑分泌的 PIF 对 PRL 分泌有抑制作用,PIF 主要是多巴胺。颅咽管瘤压迫第三脑室底部,影响 PIF 输送,导致 PRL 过度分泌。其他肿瘤如胶质细胞瘤、脑膜炎症、颅外伤引起垂体柄被切断、脑部放疗治疗破坏、下丘脑功能失调性假孕等影响 PIF 的分泌和传递,引起 PRL 的增高,另外下丘脑功能失调如假孕也可引起 PRL 升高。

(二)垂体疾病

垂体疾病是高 PRL 血症最常见的原因。高催乳素血症中 20%～30% 有垂体瘤,其中垂体泌乳细胞肿瘤最多见,其他有生长激素(GH)瘤、促肾上腺皮质激素(ACTH)瘤及无功能细胞瘤。按肿瘤直径大小分为垂体微腺瘤(肿瘤直径<1 cm)和大腺瘤(肿瘤直径≥1 cm)。空蝶鞍综合征、肢端肥大症、垂体腺细胞增生都可致 PRL 水平异常增高。

(三)胸部疾病

胸部疾病如胸壁的外伤、手术、烧伤、带状疱疹等也可通过反射引起 PRL 升高。

(四)其他内分泌、全身疾病

原发性和(或)继发性甲状腺功能减退症如假性甲状旁腺功能减退症、桥本甲状腺炎等,使甲状腺释放激素(TRH)水平升高,因此 PRL 细胞增生,垂体增大,约有 40% 的患者 PRL 水平增高。多囊卵巢综合征,异位 PRL 分泌增加如未分化支气管肺癌、胚胎癌、子宫内膜异位症及肾癌可能有 PRL 升高。肾功能不全、肝硬化影响到全身内分泌稳定时也会出现 PRL 升高。乳腺手术,乳腺假体手术后,长期乳头刺激,妇产科手术如人工流产、引产、子宫切除术、输卵管结扎术、卵巢切除术等也会使 PRL 异常增高。

(五)药物影响

通过阻滞下丘脑多巴胺或增强 PRL 刺激引起高 PRL 血症的药物有多种。多巴胺受体阻滞剂如吩噻嗪类镇静药物:氯丙嗪、奋乃静。儿茶酚胺耗竭剂抗高血压药物:利血平、甲基多巴。甾体激素类药物:口服避孕药、雌激素。麻醉类药物:吗啡。抗胃酸药:H_2-R 阻滞剂——西咪替丁、多潘立酮。均可抑制多巴胺转换,促进 PRL 释放。药物引起的高 PRL 血症多数血清 PRL 水平在 100 $\mu g/L$ 以下,但也有报道长期服用一些药物使血清 PRL 水平升高达 500 $\mu g/L$ 而引起大量泌乳、闭经。

(六)特发性高催乳激素血症

特发性高催乳激素血症是指血 PRL 水平轻度增高并伴有症状,多为 60～100 ng/mL,但未发现任何原因,可能由下丘脑-垂体功能紊乱、PRL 分泌细胞弥漫性增生所致。有报道,本症随访 6 年 20% 自然痊愈,10%～15% 发展为微腺瘤,罕见发展为大腺瘤。部分患者可能是大分子或大大分子 PRL 血症,这种PRL 有免疫活性而无生物活性。临床上当无病因可循时,包括 MRI 或 CT 等各种检查后未能明确 PRL 异常增高原因的患者可诊断为特发性高 PRL 血症,但应注意对其长期随访,对部分伴月经紊乱而 PRL 高于 100 ng/mL 者,需警惕潜隐性垂体微腺瘤的可能性。

三、临床表现

(一)闭经或月经紊乱

高催乳素血症患者 90% 有月经紊乱,以继发性闭经多见,也可为月经量少、无排卵性月经;原发性闭经、月经频发、月经量多及不规则出血较少见。高水平的 PRL 可影响下丘脑-垂体-卵巢轴的功能,导致黄体期缩短或无排卵性月经、月经稀少甚至闭经,闭经与溢乳症状合称为闭经-溢乳综合征。

(二)溢乳

患者在非妊娠期和非哺乳期出现溢乳或挤出乳汁或断奶数月仍有乳汁分泌,轻者挤压乳房才有乳液溢出,重者自觉内衣有乳渍。分泌的乳汁通常是乳白、微黄色或透明液体,非血性。仅出现溢乳者的占 27.9%,同时出现闭经及溢乳者占 75.4%。这些患者血清 PRL 水平一般都显著升高。部分患者 PRL 水平较高但无溢乳表现,可能与其分子结构有关。

(三)肿瘤压迫症状

1.神经压迫症状

微腺瘤一般无明显症状;大腺瘤可压迫蝶鞍隔出现头痛、头胀等;当腺瘤向前侵犯或压迫视交叉或影响脑脊液回流时,也可出现头痛、呕吐和眼花,甚至视野缺损和动眼神经麻痹。肿瘤压迫下丘脑可以表现为肥胖、嗜睡、食欲异常等。

2.其他垂体激素分泌减低

如 GH 分泌减低引起儿童期生长迟缓、闭经、青春期延迟。

(四)不孕或流产

卵巢功能异常、排卵障碍或黄体不健康可导致不孕或流产。

(五)性功能改变

部分患者因卵巢功能障碍,表现为低雌激素状态、阴道壁变薄或萎缩、分泌物减少、性欲减低。

四、辅助检查

(一)血清学检查

血清 PRL 水平持续异常升高,超过 25 ng/mL(1.14 nmol/L),需除外由应激引起的 PRL 升高。测定血 PRL 时,采血有严格的要求:早晨空腹或进食纯碳水化合物早餐,于上午 9~11 时到达目的地,先清醒静坐半小时,然后取血,力求"一针见血",尽量减少应激。FSH 及 LH 水平正常或偏低。为鉴别高催乳素血症病因,需测定甲状腺功能、其他垂体激素及肝肾功能等,行盆腔 B 超及骨密度等检查。

(二)影像学检查

当血清 PRL 水平高于 100 ng/mL(4.55 nmol/L)时,应注意是否存在垂体腺瘤,CT 和 MRI 检查可明确下丘脑、垂体及蝶鞍情况,是有效的诊断方法。其中 MRI 对软组织的显影较 CT 清晰,因此对诊断空蝶鞍症最为有效,也可使视神经、海绵窦及颈动脉清楚显影。

(三)眼底、视野检查

垂体肿瘤增大可侵犯和(或)压迫视交叉,引起视盘水肿;也可因肿瘤损伤视交叉不同部位而有不同类型视野缺损,因而眼底、视野检查有助于确定垂体腺瘤的部位和大小。

五、诊断

根据血清学检查 PRL 持续异常升高,同时出现溢乳、闭经及月经紊乱、不孕、头痛、眼花、视觉障碍及性功能改变等临床表现,可诊断为高催乳素血症。诊断时若血 PRL<4.55 nmol/L(100 ng/mL)时,应排除某些生理状态如妊娠、哺乳、夜间睡眠、长期刺激乳头、性交、过饱或饥饿、运动和精神应激等,药理性因素及甲状腺、肝肾病变引起的高催乳素血症。当 PRL 测定结果在正常上限 3 倍以下时至少检测 2 次,以确定有无高 PRL 血症。若 PRL 持续高于 4.55 nmol/L(100 ng/mL),有临床症状者应行鞍区 MRI 平扫加增强检查明确有无占位性病变。

六、治疗

应该遵循对因治疗原则。控制高 PRL 血症、恢复女性正常月经和排卵功能、减少乳汁分泌及改善其他症状(如头痛和视功能障碍等)。

(一)药物治疗

垂体 PRL 大腺瘤及伴有闭经、泌乳、不孕、头痛、骨质疏松等表现的微腺瘤都需要治疗。

1.药物治疗的种类

药物治疗首选多巴胺激动剂,常用溴隐亭、α 二氢麦角隐亭、卡麦角林等。

(1)甲磺酸溴隐亭片为麦角类衍生物,多巴胺 D_1、D_2 受体激动剂,与多巴胺受体结合,抑制垂体腺瘤增生,从而抑制 PRL 的合成与分泌,是治疗高催乳素血症最常用的药物。临床报道用溴隐亭治疗可使 60%~80% 的患者血 PRL 降至正常,异常泌乳消失或减少,80%~90% 的患者恢复排卵,70% 的患者能生育。大腺瘤患者视野改变,瘤体缩小 50% 以上。

溴隐亭不良反应主要有恶心、呕吐、眩晕、疲劳和直立性低血压等,为了减少药物不良反应,溴隐亭治疗从小剂量开始渐次增加,初始剂量为每天 1.25 mg,餐中服用,每 3～7 天增加 1.25 mg/d,直至常用剂量每天 5～7.5 mg,分 2～3 次服用。剂量的调整依据是血 PRL 水平。达到疗效后可分次减量到维持量,若 PRL 大腺瘤在多巴胺激动剂治疗后血 PRL 正常而垂体大腺瘤不缩小,应重新审视诊断是否为非 PRL 腺瘤或混合性垂体腺瘤、是否需改用其他治疗(如手术治疗)。溴隐亭治疗是可逆性的,只是使垂体 PRL 腺瘤可逆性缩小,长期治疗后肿瘤出现纤维化,但停止治疗后垂体 PRL 腺瘤会恢复生长,导致高 PRL 血症再现,因此需长期用药维持治疗。10%～18% 的患者对溴隐亭不敏感或不耐受,可更换其他药物或手术治疗。

(2)甲磺酸 α-二氢麦角隐亭是高选择性多巴胺 D_2 受体激动剂及 α-肾上腺素能阻滞剂。有报道,5 mg α-二氢麦角隐亭与 2.5 mg 溴隐亭的药效动力学曲线相同,血 PRL 水平均于服药后 5 小时达低谷,至少可维持 12 小时。初始治疗患者从 5 mg(1/4 片)每天 2 次开始,餐中服用,1～2 周后加量,并根据患者血 PRL 水平变化,逐步调整至最佳剂量维持,一般为 20～40 mg/d。疗效与溴隐亭相仿,心血管不良反应少于溴隐亭,无直立性低血压出现,长期耐受性高。

(3)卡麦角林是具有高度选择性的多巴胺 D_2 受体激动剂,卡麦角林是溴隐亭的换代药物,抑制 PRL 的作用更强大而不良反应相对减少,且作用时间更长。对溴隐亭抵抗(每天 15 mg 溴隐亭效果不满意)或不耐受溴隐亭治疗的 PRL 腺瘤患者改用这些新型多巴胺激动剂仍有 50% 以上有效。卡麦角林每周只需服用 1～2 次,常用剂量为 0.5～2 mg(1～4 片),患者顺应性较溴隐亭更好。作用时间的延长是由于从垂体组织中的清除缓慢,与垂体多巴胺受体的亲和力高,以及广泛的肝肠再循环,口服 3 小时后就可检测到 PRL 降低,然后逐渐下降,在 48～120 小时效应达到平台期;坚持每周给药,PRL 水平持续下降,不良反应少。

(4)维生素 B_6 作为辅酶,在下丘脑中多巴向多巴胺转化时加强脱羟及氨基转移作用,与多巴胺受体激动剂起协同作用。临床用量可达 60～100 mg,每天 2～3 次。

2.药物治疗时的随诊

在多巴胺受体激动剂治疗的长期用药过程中随诊十分重要,应包括以下内容。

(1)治疗 1 个月起定期测定血 PRL 及雌二醇水平,根据生化指标和卵泡发育情况调整药物剂量。

(2)每 1～2 年重复鞍区 MRI 检查,大腺瘤患者每 3 个月复查 1 次。其他接受多巴胺受体激动剂治疗的患者,如血 PRL 水平不降反升、出现新症状(视野缺损、头痛等)也应行 MRI 检查。大腺瘤患者在多巴胺受体激动剂治疗后血 PRL 水平正常而瘤体不缩小,应重新核对诊断。

(3)有视野缺损者、可能压迫到视交叉的大腺瘤患者在初始治疗时可每周复查 2 次视野,疗效满意者常在 2 周内显效。如无改善或不满意应在治疗后 1～3 周复查 MRI,决定是否需手术治疗减压。

(4)其他垂体激素、骨密度测定等。

3.药物减量及维持

在初始治疗时,血 PRL 水平正常、月经恢复后原剂量可维持不变 3～6 个月。微腺瘤患者即可开始减量;大腺瘤患者此时复查 MRI,确认 PRL 肿瘤已明显缩小(通常肿瘤越大,缩小越明显),PRL 正常后也可开始减量。

减量应缓慢分次(2 个月左右 1 次)进行,通常每次 1.25 mg,用保持血 PRL 水平正常的最小剂量为维持量。每年至少 2 次血 PRL 随诊,以确认其正常。在维持治疗期间,一旦再次出现月经紊乱或 PRL 不能被控制,应查找原因,如药物的影响、怀孕等,必要时复查 MRI,决定是否调整用药剂量。对小剂量溴隐亭维持治疗 PRL 水平保持正常、肿瘤基本消失的病例 5 年后可试行停药,若停药后血 PRL 水平又升高者,仍需长期用药,只有少数病例在长期治疗后达到临床治愈。

(二)手术治疗

若溴隐亭等药物治疗效果欠佳者,有观点认为由于多巴胺激动剂能使肿瘤纤维化形成粘连,可能增加手术的困难和风险,一般建议用药 3 个月内实施手术治疗。经蝶窦手术是最为常用的方法,开颅手术少用。

1.适应证

手术适应证主要包括以下几类。

(1)药物治疗无效或效果欠佳者。

(2)药物治疗反应较大不能耐受者。

(3)巨大垂体腺瘤伴视交叉压迫、有明显视力视野障碍急需减压者;药物治疗一段时间后无明显改善者。

(4)血 PRL 水平正常但瘤体无改变,疑为无功能瘤者。

(5)侵袭性垂体腺瘤伴有脑脊液鼻漏者。

(6)拒绝长期服用药物治疗者。

(7)复发的垂体腺瘤也可以行手术治疗。

全身器官功能差不能耐受手术者为相对禁忌证。手术后,需要进行全面的垂体功能评估,存在垂体功能低下的患者需要给予相应的内分泌激素替代治疗。

2.术后随访

手术后 3 个月应行影像学检查,结合内分泌学变化,了解肿瘤切除程度。视情况每半年或 1 年再复查 1 次。手术成功的关键取决于手术者的经验和肿瘤的大小,微腺瘤的手术效果较大腺瘤好,60%～90%的微腺瘤患者术后 PRL 水平可达到正常,而大腺瘤患者达到正常的比例则较低。手术后仍有肿瘤残余但 PRL 水平正常的患者中,经过长期观察有 20%患者会复发,需要进一步采用药物或放射治疗。

(三)放射治疗

放射治疗主要适用于有大的侵袭性肿瘤、术后残留或复发肿瘤的患者;药物治疗无效或不能坚持和耐受不良反应的患者;有手术禁忌证或拒绝手术及部分不愿长期服药的患者。放射治疗疗效评价应包括肿瘤局部控制及异常增高的 PRL 下降情况。传统放射治疗后 2～10 年,有 12%～100%的患者出现垂体功能低下;1%～2%的患者可能出现视力障碍或放射性颞叶坏死。部分可能会影响瘤体周围的组织进而影响垂体的其他功能,甚至诱发其他肿瘤、损伤周围神经等,因此传统放疗可加溴隐亭联合治疗,约 1/3 的患者血 PRL 水平正常,但显效时间可长达 20 年。即使近年来采用的立体定向放射外科治疗,2 年内也仅有 25%～29%的患者 PRL 恢复正常,其余患者可能需要更长时间随访或需加用药物治疗。

(四)其他治疗

由甲状腺功能减退症、肾衰竭、手术、外伤、药物等因素引起的高催乳素血症,则需对因进行治疗。

七、随访

对特发性高催乳素血症、PRL 轻微升高、月经规律、卵巢功能未受影响、无溢乳且未影响正常生活的患者,可不必治疗,应定期复查,观察临床表现和 PRL 的变化。

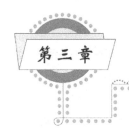

妇科常见的性传播疾病

第三章

第一节 淋 病

淋病是由淋病奈瑟菌引起的泌尿生殖系统化脓性感染。淋病传染性强,潜伏期短,可导致多种并发症和后遗症。

一、传播途径

人是淋病奈瑟菌的唯一天然宿主,因此淋病患者和淋病奈瑟菌携带者是淋病的主要传染源。成人主要通过性接触传染,口交及肛交可导致淋菌性咽喉炎及淋菌性直肠炎,极少经间接传染。

二、发病机制

淋病奈瑟菌对柱状上皮及移行上皮有特殊的亲和力。淋病奈瑟菌感染后通过黏附于柱状上皮及移行上皮而被上皮细胞吞饮,在上皮细胞内大量繁殖,引起细胞损伤崩解,淋病奈瑟菌迁移至黏膜下层;与此同时,淋病奈瑟菌的脂多糖内毒素与补体结合,介导免疫反应能诱导中性粒细胞聚集和吞噬,引起局部急性炎症,出现充血、水肿、化脓和疼痛。

三、临床表现

潜伏期1~10天,平均5天。50%~70%妇女感染淋病奈瑟菌后无临床症状。淋病奈瑟菌感染最初好发于宫颈、尿道、前庭大腺等下泌尿生殖道,引起宫颈管黏膜炎、尿道炎、前庭大腺炎,也称为女性无并发症淋病。若无并发症淋病未经治疗,淋病奈瑟菌可上行感染引起子宫内膜炎、输卵管炎、输卵管积脓、盆腔腹膜炎、输卵管卵巢脓肿、盆腔脓肿等,导致淋菌性盆腔炎,称为女性有并发症淋病。10%~20%无并发症淋病可发展为有并发症淋病。若治疗不当,迁延不愈或反复发作,可导致不孕或输卵管妊娠。

四、诊断

根据不良性接触史、临床表现及实验室检查可做出诊断。实验室检查包括：①分泌物涂片检查可见中性粒细胞内有革兰氏阴性双球菌,检出率较低,美国FDA不建议采用。②核酸扩增试验(nucleic acid amplification test,NAAT),敏感性及特异性高,对无症状或有症状妇女,美国FDA推荐采用NAAT行淋病奈瑟菌检测或筛查。我国规定核酸检测应在通过相关机构认定的实验室开展。③淋病奈瑟菌培养,建议对治疗失败患者和对目前治疗方案行耐药性监测时采用培养法。

五、治疗

(一)药物治疗

治疗原则是及时、足量、规范应用抗生素。由于耐青霉素、四环素及喹诺酮的菌株增多,所以目前选用的抗生素以第三代头孢菌素为主。由于40%淋病患者合并沙眼衣原体感染,可以同时应用抗衣原体感染药物,如阿奇霉素或多西环素。淋病治疗方案见表3-1。

表3-1　淋病治疗方案

无并发症淋病	头孢曲松钠250 mg,单次肌内注射;或头孢噻肟1 g,单次肌内注射,对不能接受头孢菌素者,可选用大观霉素2 g(宫颈炎4 g),单次肌内注射;可同时加用抗沙眼衣原体感染药物:阿奇霉素1 g,顿服,或多西环素100 mg,每天2次,连服7天
有并发症淋病	头孢曲松钠500 mg,肌内注射,每天1次,连用10天;或大观霉素2 g,肌内注射,每天1次,连用10天;同时加用甲硝唑400 mg,口服,每天2次,连用14天和多西环素100 mg,每天2次,连用14天

(二)性伴侣的治疗

在症状发作前或确诊前60天内与患者有过性接触的所有性伴侣均应作淋病奈瑟菌和沙眼衣原体的检查和治疗。如果患者最近一次性接触是在症状发作前或确诊前60天之前,则其最近一个性伴侣也应接受检查和治疗。患者及性伴侣治愈前禁止性交。对不能接受检查的性伴侣,提供抗淋病奈瑟菌及衣原体的药物。

六、随访

对于无并发症淋病患者治疗后无须进行随访。对治疗后症状持续存在者,应行淋病奈瑟菌培养及药物敏感试验,观察有无耐药。对于治疗失败重新治疗者或淋病合并妊娠者均应在治疗后 1 周内随诊并行淋病奈瑟菌培养。

七、淋病合并妊娠

(一)淋病与妊娠的相互影响

妊娠期盆腔供血增加及免疫功能改变可使播散性淋病增加。淋病对母儿的影响包括以下内容。

1.淋病对胎儿及新生儿的影响

妊娠期感染淋病奈瑟菌可引起胎儿窘迫、死胎、早产、低出生体重儿等。约 1/3 新生儿通过未治疗孕妇的软产道时接触污染的阴道分泌物感染淋病奈瑟菌,出现新生儿淋菌性眼炎,若治疗不及时,可发展成角膜溃疡、角膜穿孔而失明。

2.淋病对孕妇的影响

妊娠期感染淋病奈瑟菌可引起流产、胎膜早破、绒毛膜羊膜炎等,由于分娩时产道损伤、产妇抵抗力差,产褥期淋病奈瑟菌易扩散,引起产后子宫内膜炎、输卵管炎,严重者导致播散性淋病。

(二)妊娠期筛查及诊断

不建议对所有妊娠妇女行淋病奈瑟菌筛查,但对有高危因素(如年龄≤25 岁的性活跃女性,多性伴或新性伴,淋病感染史、患其他 STD 工作者,吸毒者,无保护性交,淋病高发区等)的孕妇在首次产科检查时应行淋病奈瑟菌筛查,若孕晚期高危因素仍持续存在应再次筛查。妊娠期淋病诊断同非妊娠期。

(三)妊娠期治疗

治疗方案基本同非妊娠期。对不能耐受头孢菌素类者,可选用大观霉素 4 g,单次肌内注射;或阿奇霉素 2 g,顿服。忌用喹诺酮类或四环素类药物。哺乳期妇女也可应用头孢曲松钠。

(四)分娩期处理

妊娠期淋病包括未治疗者,均非剖宫产指征,可在分娩期及分娩后治疗孕妇及新生儿。

(五)新生儿处理

对所有淋病孕妇所生的新生儿应用 0.5% 红霉素眼膏预防淋菌性眼炎。若无红霉素眼膏,对有淋病奈瑟菌感染风险的婴幼儿(尤其是未经治疗的淋病孕妇),建议选用头孢曲松钠 25～50 mg/kg,单次静脉注射或肌内注射,总剂量不超过 125 mg,预防新生儿淋病。

第二节 梅 毒

梅毒是由梅毒螺旋体引起的侵犯多系统的慢性 STD。梅毒螺旋体几乎可累及全身各器官,产生各种症状和体征,临床表现复杂,并可通过胎盘传染给胎儿,导致流产、早产、死产和先天梅毒,危害极大。

一、传播途径

(一)接触传播

接触传播是最主要的传播途径,占 95%。未经治疗的患者在感染后 1 年内最具传染性,随病期延长,传染性越来越小,病期超过 4 年者基本无传染性。

(二)垂直传播

患梅毒的孕妇,即使病期超过 4 年,其梅毒螺旋体仍可通过妊娠期的胎盘感染胎儿,导致先天梅毒。新生儿也可在分娩通过软产道时受传染,但不属先天梅毒。

(三)其他途径传播

少数患者可因医源性途径、接吻、哺乳或接触污染衣物而感染;个别患者可通过输入有传染性梅毒患者的血液而感染。

二、临床分型及分期

根据传播途径不同,梅毒分为获得性梅毒(后天梅毒)及胎传梅毒(先天梅毒)。获得性梅毒根据病程分为早期梅毒和晚期梅毒。早期梅毒包括一期梅毒、二期梅毒及早期潜伏梅毒,病程在 2 年以内;晚期梅毒包括三期梅毒及晚期潜伏梅毒,病程在 2 年以上。

一期梅毒主要表现为硬下疳及硬化性淋巴结炎,一般无全身症状。二期梅毒主要表现为皮肤黏膜损害(如各种皮疹、扁平湿疣、梅毒性白斑、脱发等),典型的为皮肤梅毒疹。三期梅毒主要表现为永久性皮肤黏膜损害(如结节性梅毒疹、梅毒性树胶肿),并可侵犯多种组织器官(如骨梅毒、眼梅毒、心血管梅毒、神经梅毒等),严重者危及生命。

三、实验室检查

(一)病原学检查

通过暗视野显微镜或直接免疫荧光抗体检查早期梅毒病损处可见梅毒螺旋体。

(二)梅毒血清学检查

1.非梅毒螺旋体抗原试验

非梅毒螺旋体抗原试验包括性病研究实验室试验和快速血浆反应素环状卡片试验等,可行定性和定量检测。用于筛查及疗效观察和判定有无复发或再感染,缺乏特异性,确诊需进一步行梅毒螺旋体抗原试验。

2.梅毒螺旋体抗原试验

梅毒螺旋体抗原试验包括荧光密螺旋体抗体吸收试验、梅毒螺旋体颗粒凝集试验及梅毒螺旋体血凝试验等,具有快速、敏感、特异性强的特点,用于证实试验。

(三)脑脊液检查

脑脊液检查主要用于神经梅毒的诊断,患者脑脊液中白细胞计数$\geqslant 10 \times 10^6/L$,蛋白量$>50$ mg/d,性病研究实验室试验呈阳性。

四、诊断

诊断主要依据 STD 接触史、临床表现及实验室检查结果。若患者有 STD 接触史及典型的临床表现时为疑似病例,若同时血清学试验呈阳性或暗视野显微镜检查发现梅毒螺旋体则为确诊病例,若脑脊液检查呈阳性为神经梅毒。

五、治疗

以青霉素治疗为主,用药要尽早、足量、规范。在首剂治疗过程中由于大量梅毒螺旋体被杀灭,释放异性蛋白质,可能导致头痛、发热、肌肉痛等,称吉-海反应。

(一)早期梅毒(包括一期、二期梅毒及早期潜伏梅毒)

1.青霉素

苄星青霉素24×10^5 U,分两侧臀部肌内注射,每周 1 次,共 2 次;或普鲁卡因青霉素8×10^5 U,每天 1 次,肌内注射,连用 15 天。

2.青霉素过敏者

多西环素 100 mg,每天 2 次,连服 15 天;或盐酸四环素 500 mg,每天 4 次,连服 15 天;或阿奇霉素 0.5 g,每天 1 次,连服 15 天。

(二)晚期梅毒(包括三期皮肤、黏膜、骨骼梅毒,晚期潜伏梅毒)

1.青霉素

苄星青霉素 24×10^5 U,分两侧臀部肌内注射,每周 1 次,共 3 次,总量 72×10^5 U;或普鲁卡因青霉素 8×10^5 U,每天 1 次,肌内注射,连用 20 天。也可根据情况,2 周后进行第 2 个疗程。

2.青霉素过敏者

多西环素 100 mg,每天 2 次,连服 30 天;或盐酸四环素 500 mg,每天 4 次,连服 30 天。

(三)性伴侣的治疗

性伴侣应进行梅毒的检查及治疗,治疗期间禁止性生活。

六、随访

梅毒经充分治疗后,应定期随访 2～3 年。第 1 年每 3 个月随访 1 次,以后每半年随访 1 次,进行体格检查、血清学检查及影像学检查以考察疗效。若在治疗后 6 个月内梅毒的症状及体征持续存在或血清抗体滴度未下降 4 倍,应视为治疗失败或再感染,除需重新加倍治疗外,还应考虑做脑脊液检查,以观察有无神经梅毒。少数晚期梅毒血清非梅毒螺旋体抗体滴度低水平持续 3 年以上,可判断为血清固定。

七、妊娠合并梅毒

(一)梅毒与妊娠的相互影响

妊娠对梅毒的病程影响不大。梅毒对妊娠危害严重,梅毒螺旋体可以通过胎盘传染给胎儿。自妊娠 2 周起梅毒螺旋体即可感染胎儿,引起流产。妊娠 16～20 周后梅毒螺旋体可通过感染胎盘播散到胎儿所有器官,引起死胎、死产、早产、低出生体重儿、先天梅毒等。先天梅毒早期表现为皮肤大疱、皮疹、鼻塞、肝脾大、淋巴结肿大等。

(二)筛查及诊断

对所有孕妇均应在首次产科检查时(妊娠前 3 个月)行血清学筛查,首先用上述两种血清学方法中的一种进行检查,若呈阳性,需立即进行另外一种方法进行验证;对妊娠 20 周后出现死胎者亦应行血清学筛查;对梅毒高危孕妇、梅毒高发区孕妇及孕早期梅毒呈阳性孕妇在孕晚期(孕 28～32 周)和分娩时均应再次筛查。妊娠期梅毒的诊断同非妊娠期。

（三）治疗原则

治疗方案与非妊娠期相同,以青霉素治疗为主。治疗有双重目的:一是治疗孕妇梅毒,二是预防或治疗先天梅毒。在孕早期治疗有可能避免胎儿感染,在孕中、晚期治疗可能使受感染胎儿在分娩前治愈。如孕妇梅毒血清学检查呈阳性,又不能排除梅毒时,尽管曾接受过抗梅毒治疗,为保护胎儿,应再次接受抗梅毒治疗。梅毒患者妊娠时,如果已经接受正规治疗和随诊,则无须再治疗。如果对上次治疗和随诊有疑问或此次检查发现有梅毒活动征象者,应再接受 1 个疗程的治疗。

青霉素治疗时注意监测和预防吉-海反应,在治疗前需要知情告知。妊娠期吉-海反应主要表现为发热、子宫收缩、胎动减少、胎心监护晚期暂时性胎心率减速等。对于妊娠晚期非螺旋体试验抗体高滴度(如快速血浆反应素试验≥1：32阳性)的患者,抗梅毒治疗前口服泼尼松可减轻吉-海反应。

对青霉素过敏者,首选脱敏后应用青霉素治疗,脱敏无效时,可选用红霉素500 mg,每天 4 次,早期梅毒连服 15 天,晚期梅毒连服 30 天,且所生新生儿应用青霉素补治。四环素和多西环素孕妇禁用。

（四）妊娠期监测

妊娠期梅毒属高危妊娠。对梅毒孕妇在妊娠 24～26 周行超声检查,注意胎儿有无先天性梅毒征象,包括胎儿肝脾大、胃肠道梗阻、腹水、胎儿水肿、胎儿生长受限及胎盘增大变厚等,超声检查发现胎儿明显受累常常提示预后不良,未发现胎儿异常者无须终止妊娠。妊娠期梅毒治疗后,在分娩前应每个月行非螺旋体血清试验,抗体高滴度患者治疗后 3 个月如非螺旋体抗体滴度上升或未下降2 个稀释度,应予以重复治疗。

（五）分娩期处理

妊娠期梅毒包括未治疗者,均非剖宫产指征,分娩方式根据产科指征确定。

（六）母乳喂养问题

分娩前已接受规范抗梅毒治疗,治疗反应良好,并且排除胎儿感染可以母乳喂养。

（七）新生儿处理

新生儿应做相关检查以确诊或排除先天梅毒,如妊娠期 24～26 周行超声检查、胎盘或脐带处显微镜检查、婴儿血清或脑脊液检查。

出现以下情况应诊断或高度怀疑先天梅毒：①先天性梅毒的临床症状和体征；②从病变部位、胎盘或脐带处找到梅毒螺旋体；③血清抗梅毒螺旋体 IgM 抗体（＋）；④婴儿血非螺旋体试验抗体滴度较母血增高＞4 倍。

对诊断或高度怀疑先天性梅毒的患儿按先天梅毒治疗。可选用水剂青霉素，出生 7 天内，$0.5×10^5$ U/kg，每 12 小时 1 次，静脉滴注；出生 7 天后，$0.5×10^5$ U/kg，每 8 小时 1 次，静脉滴注，连续 10 天。或普鲁卡因青霉素 $0.5×10^5$ U/kg，每天 1 次，肌内注射，连用 10 天。

此外，对于妊娠期未治疗或未经充分治疗或治疗效果不满意或未用青霉素治疗或分娩前 4 周内治疗的梅毒孕妇所生的新生儿，均应进行青霉素治疗。治疗方案同先天性梅毒。

第三节　尖锐湿疣

尖锐湿疣是由人乳头瘤病毒（HPV）感染引起的鳞状上皮增生性疣状病变。目前发现 HPV 有 100 多个型别，其中 50 多个型别与生殖道感染有关，约 90％的生殖道尖锐湿疣与低危型 HPV6、HPV11 有关。促使 HPV 感染的危险因素有过早性交、多个性伴侣、免疫力低下、高性激素水平、吸烟等。机体感染低危型 HPV 后，机体的免疫系统可清除 HPV，只有少部分患者发生尖锐湿疣及低级别下生殖道鳞状上皮内病变。尖锐湿疣常与多种 STD 并存，如淋病、滴虫、梅毒、生殖道衣原体感染。

一、传播途径

主要经性交直接传播，也可通过污染的物品间接传播。尖锐湿疣患者的性伴侣中约 60％发生 HPV 感染。

二、临床表现

潜伏期为 3 周至 8 个月，平均 3 个月。以 20～29 岁年轻妇女多见。临床症状常不明显，多以外阴赘生物就诊。病变以性交时容易受损伤的部位多见，如舟状窝附近、大小阴唇、肛门周围、阴道前庭、尿道口，也可累及阴道和宫颈。尖锐湿疣初起为散在或簇状增生的粉色或白色的顶端尖锐的小乳头状疣，随着疾病发展,病灶增大相互融合,可呈菜花状或鸡冠状。少数免疫力下降或妊娠期患者疣体可过度增生成为巨大型尖锐湿疣。

三、诊断

典型病例肉眼即可做出诊断,通常不推荐 HPV 检测。对体征不典型者,需进行辅助检查以确诊。常用的辅助检查方法有细胞学检查、醋酸试验、阴道镜检查及 HPV 核酸检测。诊断不明确、治疗效果差或有恶变倾向者,则需行活组织病理检查确诊。对外阴尖锐湿疣者,应仔细检查阴道及宫颈有无尖锐湿疣,50%～70%外阴尖锐湿疣伴有阴道及宫颈尖锐湿疣。对于宫颈外生性疣状物,应进行宫颈细胞学检查或者活组织检查,以除外宫颈鳞状上皮内病变。

四、治疗

尚无根除 HPV 方法,治疗仅为祛除外生疣体,改善症状和体征。主要采用局部药物治疗、物理或手术治疗等,病灶较大者可行手术切除。并建议同时筛查其他 STD。

(一)局部药物治疗

可选用下列药物:①0.5%足叶草毒素酊外用,每天 2 次,连用 3 天,停药 4 天为 1 个疗程,可用 4 个疗程。②50%三氯醋酸外涂,每周 1 次,通过对蛋白的化学凝固作用破坏疣体。一般 1～3 次后病灶可消退,用药 6 次未愈应改用其他方法。③5%咪喹莫特霜,每周 3 次,用药 6～10 小时后洗掉,可连用 16 周,疣体多在用药后 8～10 周脱落。④15%茶多酚软膏外用,每天 3 次,疗程不超过 16 周,不推荐用于 HIV 感染者、免疫缺陷者、生殖器疱疹患者及孕妇。

(二)物理或手术治疗

物理治疗有微波、激光、冷冻、光动力。但冷冻治疗不适用于阴道尖锐湿疣的治疗。对数目多、面积广及对其他治疗失败的尖锐湿疣可用微波刀或手术切除。

(三)干扰素

干扰素具有抗病毒及调节免疫作用,仅用于辅助治疗。如 α 或 β-重组干扰素,局部或病灶内给药。

(四)性伴侣的治疗

WHO 推荐性伴侣应进行尖锐湿疣的检查,并告知患者尖锐湿疣具有传染性,推荐使用避孕套阻断传播途径。但目前也有学者认为避孕套在预防 HPV

感染中的作用不大。

(五)其他

若合并鳞状上皮内病变,尤其是宫颈上皮内病变,则根据组织学检查结果进行相应处理。

五、随访

尖锐湿疣治愈率较高,但各种治疗均有复发的可能,多在治疗后的 3 个月内复发,复发率为 20%~30%。治疗后需随访,评估患者治疗效果,以及是否需要进一步治疗或者改变治疗方案。对反复发作的顽固性尖锐湿疣,应及时取活检排除恶变。

六、尖锐湿疣合并妊娠

(一)尖锐湿疣与妊娠的相互影响

1.妊娠对尖锐湿疣的影响

由于妊娠期细胞免疫功能下降,类固醇激素水平增加,局部血液循环丰富,尖锐湿疣的临床表现更加明显,生长迅速,不但数目多、体积大,而且多区域、多形态,有时巨大尖锐湿疣可阻塞产道。产后尖锐湿疣迅速缩小,甚至自然消退。

2.尖锐湿疣对妊娠的影响

(1)尖锐湿疣对胎儿及新生儿的影响:HPV 感染的母亲所生新生儿可患喉乳头状瘤及眼结膜乳头状瘤,但其传播途径是经宫内感染、产道感染还是产后感染尚无定论,一般认为是通过母亲软产道时吞咽含 HPV 的羊水、血或分泌物而感染。

(2)尖锐湿疣对孕妇的影响:巨大尖锐湿疣可阻塞产道。此外,妊娠期尖锐湿疣组织脆弱,容易导致阴道分娩时大出血。

(二)妊娠期处理

虽然需要告知患尖锐湿疣的孕妇所分娩新生儿有发生喉乳头瘤的危险性,但若无其他原因,没有足够的理由建议患尖锐湿疣的孕妇终止妊娠。病灶较小者采用局部药物治疗,选用 50%三氯醋酸外涂,因其不易被机体吸收,所以对胎儿无不良影响。禁用咪喹莫特、足叶草毒素酊、茶多酚软膏和干扰素。对病灶较大者,建议采用物理或手术治疗。

(三)分娩期处理

分娩期,若病灶较大阻塞产道或经阴道分娩可能导致大出血者应行剖宫产术。目前尚不清楚剖宫产能否预防婴幼儿呼吸道乳头状瘤的发生，因此妊娠合并尖锐湿疣不是剖宫产的指征。新生儿无窒息者，尽量不用器械清理呼吸道，以免损坏咽喉黏膜导致日后婴幼儿喉乳头瘤的发生，分娩后新生儿应彻底洗澡。

第四节　女性生殖道衣原体感染

女性生殖道衣原体感染主要为沙眼衣原体感染，是常见的 STD。在发达国家沙眼衣原体感染占 STD 的第一位，我国沙眼衣原体感染率也在升高。沙眼衣原体有 18 个血清型，分别为 A、B、Ba、C；D、Da、E、F、G、H、I、Ia、J、K；L1、L2、L2a、L3。前 4 个血清型主要与沙眼有关，后 4 个可引起性病性淋巴肉芽肿，与泌尿生殖道感染有关的是中间 10 个血清型（D～K），尤其是 D、E、F 型最常见。沙眼衣原体主要感染柱状上皮及移行上皮而不向深层侵犯，可引起宫颈黏膜炎、子宫内膜炎、输卵管炎，最后导致不孕、异位妊娠等并发症。

一、传播途径

成人主要经性接触传播（高达 75％），很少经接触患者分泌物污染的物品等间接传播。衣原体感染的高危因素：多性伴侣、新性伴侣、社会地位低、年龄小（15～21 岁）、口服避孕药等。10％～50％的衣原体感染者可同时合并淋病。

二、发病机制

衣原体的生长繁殖周期有两个生物相：原体与始体。原体存在于细胞外，无繁殖能力，传染性强；始体存在于细胞内，繁殖能力强，但无传染性。衣原体进入机体后，原体吸附于易感的柱状上皮细胞或移行上皮细胞，在细胞内形成吞噬体，原体在吞噬体内变成始体，进行繁殖，当成熟后又转化为原体，随感染细胞的破坏而释放出来，再感染周围细胞。衣原体感染后，机体产生体液免疫及细胞免疫，免疫反应具有防御及保护作用，但同时也可导致免疫损伤。衣原体感染的主要病理改变是慢性炎症造成的组织损伤，形成瘢痕，可能与衣原体外膜上的热休克蛋白 60 及脂多糖诱导的迟发型变态反应有关。

三、临床表现

多发生在性活跃人群，潜伏期 1～3 周。临床特点是无症状或症状轻微，患者不易察觉,病程迁延,常并发上生殖道感染。

临床表现因感染部位不同而异,以宫颈黏膜炎常见,主要表现为阴道分泌物增加,呈黏液脓性,性交后出血或经间期出血。若伴有尿道炎,可出现排尿困难、尿急、尿频。检查见宫颈管黏液脓性分泌物,宫颈红肿,黏膜脆性增加。若宫颈黏膜炎未及时诊治,可引起上行感染。30%~40%宫颈管炎可发生子宫内膜炎,8%~10%宫颈管炎可发生输卵管炎等盆腔炎性疾病,表现为下腹痛、低热等症状。由于输卵管炎症、粘连及瘢痕形成,衣原体感染晚期可导致不孕或输卵管妊娠。

四、诊断

由于沙眼衣原体感染无特征性临床表现,临床诊断较困难,常需实验室检查确诊。对衣原体感染者,需同时检查有无其他 STD,如淋病等。实验室检查包括以下几项。

(一)NAAT

敏感性、特异性高,美国 FDA 推荐对无症状或有症状的妇女采用 NAAT 进行衣原体检测或筛查。

(二)沙眼衣原体培养

标准诊断方法,但临床不实用。

(三)抗原检测

抗原检测包括直接免疫荧光法和酶联免疫吸附试验,是目前国内临床最常用的方法,因敏感度及特异度较低,美国 FDA 不建议采用。

五、治疗

一般原则应做到早期诊断,早期治疗,及时、足量、规范应用抗生素,治疗方案个体化。抗生素选用原则:由于衣原体的发育周期独特,细胞外的衣原体对抗生素不敏感,细胞内的衣原体对抗生素敏感,因此选用的抗生素应具有良好的细胞穿透性,此外衣原体的生命周期较长,应延长抗生素使用时间或使用半衰期长的药物。

(一)宫颈黏膜炎

推荐方案:多西环素 100 mg,每天 2 次,连服 7~10 天或阿奇霉素 1 g,单次顿服。

替代方案:米诺环素 100 mg,每天 2 次,共 10 天;或四环素 500 mg,每天

4 次,共 2～3 周;或克拉霉素 500 mg,每天 2 次,共 10 天;或红霉素碱 500 mg,每天 4 次,连服 7～10 天;或氧氟沙星 300 mg,每天 2 次,连服 7 天;或罗红霉素 150 mg,每天 2 次,连服 10 天;或左氧氟沙星 500 mg,每天 1 次,连服 7 天;或莫西沙星 400 mg,每天 1 次,连服 7 天。

以上药物除红霉素的疗效稍差外,其余药物疗效相似。有研究显示阿奇霉素 3～5 天效果可能更好。

(二)盆腔炎性疾病

选用针对衣原体感染的抗生素,同时加用其他治疗盆腔炎性疾病的抗生素,一般疗程为 14 天。

(三)性伴侣的治疗

性伴侣应进行检查及治疗。患者及性伴侣治疗期间均应禁止性生活。

六、随访

以阿奇霉素或多西环素治疗的患者,在完成治疗后一般无须进行微生物学随访。有下列情况时考虑做微生物学随访:①症状持续存在;②怀疑再感染;③怀疑未依从治疗;④无症状感染;⑤红霉素治疗后。由于治疗后不能存活的衣原体核酸仍可能存在,导致患者治愈后 3 周内进行 NAAT 复查有时会出现假阳性,建议治疗结束后第 4 周进行核酸检测;对于采用抗原检测方法的患者,应在治疗结束后第 2 周进行检测。因女性衣原体重复感染较多见,对于高风险者,应于治疗后 3～4 个月行衣原体检测,以发现可能的再感染,防止盆腔炎性疾病和其他并发症的发生。

七、沙眼衣原体感染合并妊娠

(一)沙眼衣原体与妊娠的相互影响

妊娠对沙眼衣原体的病程影响不大。沙眼衣原体感染对妊娠的影响包括以下几项。

1.沙眼衣原体对胎儿及新生儿的影响

孕妇感染后,胎儿或新生儿可通过宫内、产道及产后感染,经产道感染是最主要的途径。在未治疗的沙眼衣原体感染孕妇所分娩的新生儿中,20%～50% 新生儿出现眼结膜炎,10%～20% 在 3～4 个月出现沙眼衣原体肺炎。

2.沙眼衣原体对孕妇的影响

妊娠期沙眼衣原体感染可引起流产、早产、胎膜早破、低体重儿及产后子宫内膜炎。

(二)筛查及诊断

建议所有孕妇在首次产科检查时行沙眼衣原体筛查,对年龄≤25岁和(或)高危孕妇在孕晚期应再次筛查。妊娠期沙眼衣原体感染的诊断同非妊娠期。

(三)妊娠期治疗

首选阿奇霉素 1 g,顿服;或阿莫西林 500 mg,口服,每天 3 次,共 7 天。禁用喹诺酮类及四环素类药物。对衣原体感染的早孕期孕妇治疗后 3 周应进行衣原体检测,还应在治疗后 3 个月复查。

(四)新生儿处理

对于所有≤30 天有结膜炎的新生儿,尤其是母亲有未经治疗的衣原体感染史,就可考虑为衣原体感染。对母亲患沙眼衣原体感染的新生儿应密切观察,一旦发现沙眼衣原体感染,立即治疗。红霉素 50 mg/(kg·d),分 4 次口服,连服14 天,如有效,再延长 1~2 周。出生后立即应用 0.5%红霉素眼膏对衣原体感染有一定的预防作用。若有衣原体结膜炎可用 1%硝酸银溶液滴眼。孕妇的产前筛查和治疗可以预防新生儿衣原体感染。

第五节 生殖器疱疹

生殖器疱疹是由单纯疱疹病毒(herpes simplex virus,HSV)感染引起的生殖器及肛门皮肤溃疡的 STD,呈慢性反复发作。HSV 属双链 DNA 病毒,分为 HSV-1 及 HSV-2 两个血清型。70%~90%原发性生殖器疱疹由 HSV-2 引起,由 HSV-1 引起者占 10%~30%。复发性生殖器疱疹主要由 HSV-2 引起。

一、传播途径

主要通过性接触传播,生殖器疱疹患者、亚临床或无临床表现排毒者及不典型生殖器疱疹患者是主要传染源,有皮损表现者传染性强。HSV 存在于皮损渗液、宫颈及阴道分泌物、精液、前列腺液中。

二、临床表现

可有原发性及复发性两种表现,无论原发性或复发性生殖器疱疹都主要表现为生殖器及肛门皮肤散在或簇集小水疱,破溃后形成糜烂或溃疡,伴有疼痛,随后结痂自愈。原发性生殖器疱疹的潜伏期为2～12天,平均6天,发病前可有发热、全身不适、头痛等全身症状,常伴腹股沟淋巴结肿痛。复发性生殖器疱疹首次复发多出现在原发性生殖器疱疹皮损消退后1～4个月,皮损一般于原部位出现,类似于原发性生殖器疱疹,但病情较轻,病程较短,一般无腹股沟淋巴结肿大及明显全身症状。发病前常有局部烧灼感、针刺感或感觉异常等前驱症状。

三、诊断

临床表现往往不典型,需依据实验室检查确诊。实验室检查包括以下几项。

(一)病毒培养

诊断HSV感染的"标准",但敏感度低。

(二)NAAT

可提高诊断的敏感性并可进行分型。

(三)病毒抗原检测

从皮损处取标本,以单克隆抗体直接免疫荧光试验或酶联免疫吸附试验检测HSV抗原,是临床上常用的快速诊断方法。

(四)抗体检测

特异性血清学诊断试验可检测不同HSV型别的血清抗体,可用于复发性生殖器疱疹患者无皮损期的辅助诊断,也可用于对患者性伴侣的HSV感染状况的判断及不典型生殖器疱疹的辅助诊断。若血清中检出不同型别的IgM抗体,表明患者存在HSV近期感染,而IgG抗体持续存在的时间更长,其阳性则更能提示HSV曾经感染,尤其是对无明显皮损患者的辅助诊断。但不同试剂的敏感性和特异性相差较大,该试验检测结果目前不能作为确诊病例的依据。

四、治疗

生殖器疱疹为易复发疾病,尚无彻底治愈方法。治疗目的是减轻症状,缩短病程,减少HSV排放,控制其传染性。

(一)抗病毒治疗

以全身抗病毒药物为主。

1.原发性生殖器疱疹

阿昔洛韦200 mg,每天5次;或伐昔洛韦1 000 mg,每天2次;或泛昔洛韦

250 mg,每天 3 次。口服,连用 7～10 天。

2.复发性生殖器疱疹

最好在出现前驱症状或皮损出现 24 小时内开始治疗。阿昔洛韦 200 mg,每天 5 次;或伐昔洛韦 500 mg,每天 2 次;或泛昔洛韦 250 mg,每天 3 次。口服,连用 5 天。

3.频繁复发患者(1 年内复发 6 次以上)

为减少生殖器疱疹复发次数,可用抑制疗法。阿昔洛韦 400 mg,每天 2 次;或伐昔洛韦 500 mg,每天 1 次;或泛昔洛韦 250 mg,每天 2 次。这些药物需长期服用 4 个月至 1 年。

4.原发感染症状严重或皮损广泛患者

阿昔洛韦每天 5～10 mg/kg,每 8 小时 1 次,静脉滴注,连用 5～7 天或直至临床症状改善,随后改为口服抗病毒药物治疗至少 10 天。

(二)局部治疗

局部用药较口服用药疗效差,且可诱导耐药,因此不推荐使用。

五、治愈标准与随访

以患处疱疹损害完全消退,疼痛、感觉异常及淋巴结肿痛消失为治愈标准。虽易复发,但预后好。对无 HIV 感染或其他合并症者,治疗后一般无须随诊。

六、生殖器疱疹合并妊娠

(一)生殖器疱疹与妊娠的相互影响

妊娠对生殖器疱疹的影响:妊娠期免疫力降低,生殖器疱疹的易感性及复发频率增加。生殖器疱疹对妊娠的影响:胎儿或新生儿 HSV 感染的风险与生殖道感染状况、感染类型、损伤性产科操作及孕周有关。复发性生殖器疱疹由于母体的抗体可通过胎盘到达胎儿,可保护部分胎儿免受感染。妊娠早期原发性生殖器疱疹或妊娠期末复发性生殖器疱疹,胎儿及新生儿感染的概率极小(＜1％);妊娠晚期原发性生殖器疱疹,胎儿感染的概率为 30％～50％。妊娠早、中期感染 HSV 可引起流产、胎儿畸形(小脑畸形、小眼球、视网膜发育不全)、死胎;妊娠晚期感染 HSV 可引起早产;新生儿感染 HSV 常在 5～7 天发病,35％感染局限在眼部或口腔出现疱疹;30％发生在中枢神经系统疾病,表现为脑膜炎、脊髓灰质炎;25％出现多个脏器损害表现,出现发热、黄疸、肝脾大;重者死亡率达50％～70％,幸存儿多有严重的神经系统后遗症。

(二)筛查及诊断

建议对有症状的孕妇进行 HSV 筛查。妊娠期生殖器疱疹的诊断同非妊娠期。

(三)妊娠期处理

处理的核心是预防孕期胎儿宫内感染和预防产时新生儿感染。

(1)对有 HSV 感染史者,应在孕早期进行评估;对无 HSV 感染史但其性伴侣患生殖器 HSV 感染者,应在孕前或孕早期行特定类型抗体血清学检测以了解孕期获得 HSV 感染的风险,并在孕 32～34 周时重复检测。

(2)妊娠早、中期感染 HSV,要权衡治疗利弊决定是否选用抗病毒药物阿昔洛韦,目前研究尚未发现阿昔洛韦有明显的致畸作用。

(3)妊娠晚期感染 HSV,对原发性生殖器疱疹病毒感染者,或对频繁发作的复发性生殖器疱疹者,妊娠≥36 周接近分娩时,亦应给予阿昔洛韦抗病毒治疗。

(四)分娩期处理

为防止新生儿感染,妊娠晚期(距分娩＜6 周)首次感染 HSV 者,应选择行剖宫产。对复发性生殖器疱疹,若分娩时有生殖器病损或有前驱症状或阴道分泌物检出病毒者并排除胎儿畸形后,在未破膜或破膜 4 小时内行剖宫产可降低新生儿 HSV 感染率,但若破膜时间超过 4 小时,剖宫产不能降低新生儿感染率。有 HSV 感染史但无生殖器病损的患者,不推荐行剖宫产。复发性疱疹是否需要行剖宫产尚有争议,但病程超过 1 周的复发性疱疹,且没有生殖器病损存在,可经阴道分娩。产科操作如人工破膜或产钳助产术可增加胎儿感染率。

(五)产褥期处理

若乳房没有活动性病损可以哺乳,但应严格洗手消毒。哺乳期可以应用阿昔洛韦或伐昔洛韦,这两种药物在乳汁中的浓度较低。

第六节　获得性免疫缺陷综合征

获得性免疫缺陷综合征(acquired immuno deficiency syndrome,AIDS),又

称艾滋病,是由人类免疫缺陷病毒(human immunodeficiency virus,HIV)引起的STD。HIV可引起T淋巴细胞损害,导致持续性免疫缺陷,多个器官出现机会性感染及罕见恶性肿瘤,最后导致死亡。HIV属反转录RNA病毒,有HIV-1、HIV-2两个型别,引起世界流行的是HIV-1,HIV-2主要在非洲西部局部流行,我国主要为HIV-1流行。HIV在外界环境中的生存能力较弱,对物理、化学因素的抵抗力较弱,100 ℃处理20分钟可使HIV灭活。

一、传播途径

HIV可存在于感染者的血液、精液、阴道分泌物、眼泪、尿液、乳汁、脑脊液中。AIDS患者及HIV携带者均具有传染性。传播途径主要有以下3条。

(一)性接触直接传播

性接触直接传播包括同性、异性及双性接触。

(二)血液传播

血液传播见于吸毒者共用注射器;接受HIV感染的血液、血液制品;接触HIV感染者的血液、黏液等。

(三)母婴传播

HIV在妊娠期能通过胎盘传染给胎儿,或分娩时经软产道及出生后经母乳喂养感染新生儿。

二、临床表现

从感染HIV到发展为AIDS的潜伏期长短不一,短至几个月,长达17年,平均8年。AIDS可大致分为急性期、无症状期和AIDS期3个阶段。急性期:大多数患者临床症状轻微,主要表现为发热、咽痛等上呼吸道感染症状,检查可见颈、枕及腋部淋巴结肿大及肝脾大,这些症状可自行消退。无症状期:临床上一般无特殊表现,但部分患者可出现持续性淋巴结肿大并维持相当长的时间。AIDS期:主要表现为HIV相关症状、各种机会性感染(如口腔白假丝酵母感染、肺孢子菌肺炎、疱疹病毒感染、肺结核等)及肿瘤(如卡波氏肉瘤、淋巴瘤)。

三、诊断

需结合流行病学史(不安全性生活史、静脉吸毒史、输入未经HIV抗体检测的血液或血液制品、HIV抗体阳性者所生的子女或职业暴露史)、临床表现及实验室检查结果诊断。实验室检查包括HIV抗体、病毒载量、$CD4^+$ T淋巴细胞、

P24 抗原检测、HIV 基因型耐药检测等。诊断 AIDS 必须是 HIV 抗体阳性(经确证试验证实),而 HIV RNA 和 P24 抗原的检测有助于诊断,尤其是能缩短"窗口期"和帮助早期诊断新生儿的 HIV 感染;病毒载量测定和 CD4$^+$T 淋巴细胞计数是判断疾病进展和治疗时机、评价疗效和预后的两项重要指标。

(一)急性期

患者近期内有流行病学史和临床表现,实验室检查 HIV 抗体由阴性转为阳性或仅实验室检查 HIV 抗体由阴性转为阳性。

(二)无症状期

有流行病学史,无任何临床表现,抗 HIV 抗体阳性或仅 HIV 抗体阳性。

(三)AIDS 期

有流行病学史,HIV 抗体阳性,加上下述各项中的任何一项;或 HIV 抗体阳性,CD4$^+$T 淋巴细胞数<200/mm^3。

(1)原因不明的 38 ℃以上持续不规则发热,超过 1 个月。

(2)慢性腹泻次数多于 3 次/天,超过 1 个月。

(3)6 个月之内体重下降 10% 以上。

(4)反复发作的口腔白假丝酵母感染。

(5)反复发作的 HSV 感染或带状疱疹病毒感染。

(6)肺孢子菌肺炎。

(7)反复发生的细菌性肺炎。

(8)活动性结核或非结核分枝杆菌病。

(9)深部真菌感染。

(10)中枢神经系统占位性病变。

(11)中青年人出现痴呆。

(12)活动性巨细胞病毒感染。

(13)弓形体病。

(14)青霉菌感染。

(15)反复发生的败血症。

(16)卡波西肉瘤。

(17)淋巴瘤。

四、治疗

目前尚无治愈方法,主要为抗病毒治疗及一般支持对症处理。

(一)抗反转录病毒治疗(antiretroviral therapy,ART)

ART 可以最大限度地抑制病毒复制,保存和恢复免疫功能,降低病死率和 HIV 相关性疾病的发病率,提高患者的生活质量,减少 AIDS 的传播。目前,抗反转录病毒药物有三大类可供选择。①核苷类反转录酶抑制剂(NRTIs):包括齐多夫定(ZDV 或 AZT)、替诺福韦(TDF)、恩曲他滨(FTC)、司他夫定(d_4T)、拉米夫定(3-TC)等。②蛋白酶抑制剂(PI):包括英地那韦(IDV)、洛匹那韦/利托那韦尼(LPV/r)等。③非核苷类反转录酶抑制剂(N-NRTIs):包括依非韦伦(EFV)、奈韦拉平(NVP)等。

联合用药(鸡尾酒疗法)可增加疗效。一线 ART 方案主要由 2 种 NRTIs 加 1 种 N-NRTI 组成,推荐方案为 TDF＋3TC(或 FTC)＋EFV;替代方案为 AZT＋3TC＋EFV(或 NVP)或 TDF＋3TC(或 FTC)＋NVP。因为 d_4T 的线粒体代谢毒性,目前建议在一线治疗中停用。二线 ART 方案主要由 2 种 NRTIs 加 1 种 PI 组成,推荐方案以 TDF＋3TC(或 FTC)为主的一线药物治疗,失败则改为 AZT＋3TC＋LPV/r;以 AZT＋3TC 为主的一线药物治疗,失败则改为 TDF＋3TC＋LPV/r。

(二)免疫调节药物

可选用 α 干扰素、白细胞介素 2、丙种球蛋白及中药制剂等调整免疫功能。

(三)常见合并症

采取对症治疗。

五、AIDS 合并妊娠

(一)HIV 与妊娠的相互影响

妊娠对 HIV 的影响:妊娠期因免疫功能受抑制,可能影响 HIV 感染病程,加重 HIV 感染者从无症状发展为 AIDS,并可加重 AIDS 及其相关综合征的病情。HIV 对妊娠的影响:HIV 可通过胎盘、产道、产后母乳喂养传染给胎儿及新生儿,当 HIV 感染或发展为 AIDS 时,不但增加妊娠并发症而且可增加围生儿感染率。

(二)筛查及诊断

建议所有孕妇应在首次产科检查时(妊娠前 3 个月)行 AIDS 筛查,对有高危因素孕妇应在孕晚期(<36 周)再次筛查。妊娠期 AIDS 的诊断同非妊娠期。

(三)妊娠期处理

对于已确定的 HIV 感染孕妇,选择终止妊娠或继续妊娠,应根据孕妇个人意愿而定。对于要求终止妊娠者,应尽早手术,以减少妊娠期并发症的发生;对于要求继续妊娠者,应提供妊娠期、产时、产后的母婴传播阻断措施。

1.ART 干预

治疗目的是控制孕妇感染,降低母儿垂直传播发生率;必须权衡 ART 药物对孕妇、胎儿和新生儿的影响。治疗方案同非妊娠妇女。

2.分娩期处理

避免急诊剖宫产,择期剖宫产可降低母婴传播概率,一般选择 38 周终止妊娠。阴道分娩应尽量避免使用会阴侧切术、胎头吸引术、产钳助产术等。如果出现胎膜早破或临产早期出现胎膜破裂,应根据情况选择分娩方式,缩短产程,降低母婴传播。

(四)产后干预

人工喂养是最安全的喂养方式,可以完全避免 HIV 通过母乳传播给新生儿;母乳喂养可导致新生儿感染 HIV,仅用于新生儿早期诊断为 HIV 或孕妇分娩后继续应用 ART 者。

1.新生儿干预

新生儿出生时或者在产后 4～6 周时应行 HIV 血清学检测,根据检测结果采取相应干预措施。对于接受 ART 治疗孕妇所分娩的新生儿,若母乳喂养,则每天 NVP 预防性治疗 6 周;若人工喂养,则每天 NVP(或 AZT,2 次/天)预防性治疗 4～6 周。对于未接受 ART 治疗孕妇所分娩的新生儿,建议立即行 ART 治疗。

2.产妇干预

对于 HIV 阳性产妇,如果坚持母乳喂养,则整个哺乳期应继续妊娠期抗病毒治疗方案;如果终止母乳喂养,则 1 周后停止 ART 治疗,重新评估病情。

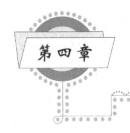

盆底功能障碍性疾病及生殖器官损伤性疾病

第一节 盆腔器官脱垂

一、分类

(一)前盆腔组织缺陷

前盆腔组织缺陷主要是指阴道前壁的膨出,同时合并或不合并尿道及膀胱膨出。阴道前壁松弛可发生在阴道下段,即膀胱输尿管间嵴的远端,叫前膀胱膨出;也可发生在阴道下段,即输尿管间嵴的近端,叫后膀胱膨出。临床上两种类型的膨出常同时存在。前膀胱膨出与压力性尿失禁密切相关,后膀胱膨出为真性膀胱膨出,与压力性尿失禁无关。重度膀胱膨出可出现排尿困难,有时需将膨出的膀胱复位来促进膀胱排空。重度膀胱膨出患者可以掩盖压力性尿失禁的症状,需将膨出组织复位后明确诊断。选择手术时一定要明确解剖缺陷的具体部位。

(二)中盆腔组织缺陷

中盆腔组织缺陷以子宫或阴道穹隆脱垂及肠膨出、道格拉斯窝疝形成为特征。

(三)后盆腔组织缺陷

后盆腔组织缺陷主要是指直肠膨出和会阴体组织的缺陷。近年来更关注对后盆腔解剖结构缺陷的手术恢复方法,并认识到了会阴体或直肠阴道隔缺陷可导致整个盆腔连接组织系统的退化。有学者提出因盆腔其他部位病变需行手术时,不论合并何种程度的会阴体松弛,最好能同时予以修补,这样有利于盆底的支持及恢复阴道的正常轴向。

二、临床表现

症状：轻症患者一般无不适。重症可牵拉子宫韧带，盆腔充血，患者有不同程度的腰骶部酸痛或下坠感，站立过久或劳累后症状明显，卧床休息则症状减轻。

盆腔器官脱垂的患者会出现一些伴随症状：①有阴道口堵塞或有组织物脱出阴道；②盆腔压迫或坠胀感；③性功能改变；④尿路症状，压力尿失禁、尿急和急迫尿失禁、尿频、排尿困难；⑤排便异常，便秘及用力过度、为排便需要减轻脱垂程度或增加腹部压力。

为确定这些症状的存在与否及严重程度，临床医师应该特别询问一些与下尿道和胃肠道系统相关的症状，如尿便失禁、急迫或频繁。此外，还应明确是否存在膀胱出口或直肠梗阻性症状（不能完全排空膀胱或直肠）。

三、检查

（一）体格检查

脱垂患者的体格检查重点应放在盆腔检查。当患者以膀胱截石位进行检查时，首先应看外阴和阴道，特别是看脱垂阴道的暴露上皮有无溃疡或糜烂。如溃疡可疑癌变应立即行活检；外观良性的溃疡应密切观察，如果经治疗不见好转则需活检。评价盆腔器官脱垂的患者时，特别有用的方法是将盆腔分为不同的区域以代表不同的缺陷。评价前盆腔和后盆腔时最好用单叶窥具检查，即当检查前盆腔时，把窥具放在阴道后壁向下牵拉，当检查后盆腔时，把窥具放在阴道前壁向上牵拉。在评价后盆腔缺陷时三合诊检查也很有用，用于区分阴道后壁缺损和肠疝或者两者同时存在。

评价不同区域缺陷时，应该鼓励患者做 Valsalva 动作获得最大限度的膨出。如果做 Valsalva 动作时检查所见与患者描述的症状不相符，那么膀胱排空后行站立位的向下用力检查可能会有满意的效果。

盆腔检查的同时应该评价盆底肌肉功能。患者取膀胱截石位行双合诊检查后，检查者可以触摸耻骨直肠肌（位于处女膜内沿骨盆侧壁大约 4 点和 8 点的位置）。检查者可以感知基础肌张力，如收缩时是否张力增加，还可以感知收缩强度、持续时间和对称性。还应该进行直肠阴道三合诊检查来评价肛门括约肌复合体的基础肌张力和收缩时的肌张力。

(二)辅助检查

1.尿道活动性的测定

许多脱垂的妇女也会有尿道高活动度,即静息情况下尿道角度>30°或者最大用力时角度>30°。在一些将要进行脱垂的外科治疗的患者中,正规的测定尿道活动性是有价值的。尿道活动度的高低及是否合并尿失禁的症状可以帮助决定是否应该行抗尿失禁的手术。尿道活动性的测定可以通过棉签试验或是超声检查获得,盆腔检查时用利多卡因凝胶涂抹尿道或者涂抹达顶部。将棉签放在尿道内尿道与膀胱交界处,应用测角器可以测量棉签棒与地面之间形成的角度,包括静息状态下尿道角度和最大用力时的角度。应用阴道超声测定时,将超声探头置于患者会阴体,测定静息和 Valsalva 动作的尿道轴和耻骨联合的距离改变。

2.膀胱功能评估

盆底膨出的患者可以表现程度不一的下尿路症状。尽管一些患者可能没有明显症状,但是获得膀胱和尿道功能的客观信息仍然很重要。对于严重盆腔器官脱垂患者,脱垂产生的尿道扭曲效应可能掩盖潜在的漏尿问题,因此应该将脱垂复位行基础膀胱功能测定来模拟脱垂治疗后膀胱尿道功能状态。至少应该做以下检查:清洁尿液或者插管所得的尿液标本行感染相关的检查、残余尿测定及作为门诊膀胱内压测定的一部分行膀胱感觉的评估。目前还没有对残余尿的异常数值达成共识,如果患者排出了 150 mL 尿或者更多,残余尿≤100 mL是可以接受的。

3.尿流动力学检查

对于大多数脱垂患者,尤其是没有手术指征的患者,复杂的尿流动力学检查并不是必需的。但如果需要更多的有关逼尿肌功能的数据或更多的有关尿道功能的定量数据就需要进行尿流动力学检查。

4.影像学检查

对于盆腔器官脱垂的患者不常规行诊断性影像学检查。但是如果有临床指征,那么可以做测定膀胱功能的荧光透视检查,怀疑肠套叠或者直肠黏膜脱垂的患者可以行排粪性造影检查。磁共振成像对于脱垂患者还没有临床指征广泛应用,现主要用于科研项目。

四、鉴别诊断

(一)阴道壁肿物

阴道壁肿物在阴道壁内,固定、边界清楚。

（二）子宫黏膜下肌瘤

患者有月经过多病史，宫颈口见红色肿块，在其周围或一侧可扪及被扩张变薄的宫颈边缘。

（三）慢性子宫内翻

很少见。阴道内见翻出的宫体，被覆暗红色，可见输卵管开口，三合诊检查盆腔内无宫体。

（四）尿道旁腺炎

有尿频、尿急，阴道肿块在阴道壁内，固定、边界不清楚，尿道口可挤出脓液。

五、治疗

盆腔脱垂的治疗有一定程序。脱垂的治疗是基于它所产生的特殊症状，而不只是基于脱垂的临床所见。对于没有症状或症状轻的患者，更合理的处理方案是选择观察而不是治疗。

（一）非手术治疗

非手术治疗包括保守性的行为疗法和应用器具。通常非手术疗法用于轻度到中度的脱垂患者，希望保留生育功能及不适合手术治疗或者无法忍受手术而拒绝手术患者。

保守性处理方法包括改变生活方式或物理干预，这些方法通常主要用于轻中度的脱垂。

1.子宫托

子宫托是一种支持子宫、宫颈及盆底组织的用具，能支持阴道壁，使组织不致因松弛而下垂，同时利用肛提肌的耻骨尾骨肌将子宫托支撑于阴道穹隆部，维持宫颈在坐骨棘水平，使子宫及阴道壁不致下垂，可以减轻或消除症状。

应用子宫托治疗通常是由于医学原因不能手术，希望避免手术或者脱垂的严重程度使得其他非手术方法不可行的患者。

2.药物治疗

常用药物为补中益气汤加减，对轻症者起一定作用。有学者认为用雌激素替代疗法有助于改善盆底支持力和增加阴道上皮组织的抵抗力，对这方面的实际效果，尚有待观察。

3.盆底肌肉收缩运动

主要是锻炼提肛肌肉，加强此肌的收缩力。

最常用的是 Kegel 训练，1948 年由美国医师 Amolid Kegel 提出，锻炼方法：排净大小便后取坐、躺、站姿均可。过程一（锻炼 I 类肌纤维）：阴道肛门收缩持续 5 秒，放松 10 秒，反复锻炼 5 分钟。过程二（锻炼 II 类肌纤维）：阴道肛门快收缩 5 次（每次收缩 1 秒，放松 2 秒），放松 10 秒，反复做 5 分钟。每次锻炼分别进行过程一（5 分钟）和过程二（5 分钟）。每天锻炼 3 次，持续 6 周。

在此基础上，可视盆底肌肉生物反馈训练作为增强训练，将不能觉察的生理过程中的信息转交成直观的信号反馈给患者和医师，根据肌电图可分别测量 I 类及 II 类肌纤维的情况及肌纤维疲劳度数值，以助于记录和分析，通过肌电图介导的生物反馈训练能增加肌肉锻炼效果，表现为肌肉强度增加。生物反馈仪的使用是为了加强盆底肌肉训练的效果，当掌握了正确的方法，并形成条件反射后可改为 Kegel 训练，并长期坚持。

保守性治疗方法的目标如下：预防脱垂加重；减轻症状的严重程度；增加盆底肌肉的强度、耐力和支持力，避免或者延缓手术干预。

（二）手术治疗

手术治疗的最初目的是为了缓解症状，大多数情况下，还能重建阴道的解剖结构来维持或改善性功能，而没有严重的不良反应和并发症。当不需要保留性功能时，采用闭合性手术也可以缓解症状。没有一成不变的规则决定什么时候才有手术指征。许多脱垂严重的患者没有或很少有症状，而一些程度较轻的患者自觉症状非常严重。

一般情况下，手术适用于那些尝试过保守治疗而效果不满意者，或者不愿意保守治疗的患者。手术指征主要是有症状的脱垂患者，或者脱垂程度在 II 度以上伴有明显进展的患者。所有患者都应该给予选择尝试保守治疗的机会。

手术路径包括经阴道、经腹部和腹腔镜，或者这几种方法的联合。依据脱垂的程度和部位，手术应该包括阴道前壁、阴道顶端、阴道后壁和会阴体的修补。还可能同时进行尿失禁和大便失禁的手术。手术路径的选择要根据脱垂的类型和严重程度、术者的训练和经验、患者的倾向和手术的预计目标等来决定。

脱垂的手术大致分为以下 3 类：①重建性，应用患者自身的支持结构；②代偿性，用永久性的移植物来代替缺损的结构；③封闭性，封闭或部分封闭阴道。

这些分类有一些武断性，并不完全互相排斥。例如，阴道修补术时移植物可被用来加强修复，或者用于替代缺损的或缺失的支持结构。在骶骨阴道固定术中移植物被用来替代支持阴道顶端的结缔组织（主韧带和宫骶韧带）。选择一种适宜的手术除了要缓解与脱垂相关的症状外，也必须考虑到排尿、排便及性功能状态。

1.曼氏手术

曼氏手术包括阴道前后壁修补、主韧带缩短及宫颈部分切除术,适用于年龄较轻、宫颈延长的子宫脱垂患者。

2.经阴道子宫全切除及阴道前后壁修补术

经阴道子宫全切除及阴道前后壁修补术适用于年龄较大、无须考虑生育功能的患者,这种手术方式在我国被广泛、长期应用,但重度子宫脱垂患者的术后复发率较高。

3.阴道封闭术

在过去几十年中,我国较少开展阴道封闭术,主要顾虑是术后新发压力性尿失禁的问题。近20年以来,随着女性盆腔医学和盆底重建外科的兴起,人们对盆腔器官膨出(盆腔器官脱垂)的病理生理机制有了新的认识,治疗理念上更加重视患者的满意度和生活质量的提高,该术式又被重新评价并再次为妇科医师和患者所应用,对于那些高龄合并有多种内科疾病,不能耐受长时间、出血较多、创面较大的手术,而又无性生活要求的患者,阴道封闭术是一种很好的选择。衰老本身就会带来器官功能退化和代偿功能下降。

4.近年来常用的盆底重建手术

近年来鉴于国内外学者提出以最大限度地恢复解剖结构、恢复功能、微创为原则,开展了围绕解剖结构的维持(保留子宫)或缺损修复、结构重建及替代物应用的各种手术。

(1)经阴道骶棘韧带固定术:1958年由Sederl首次提出,经多次改良后,现已成为较常用的术式,成功率为85%~90%,略低于经腹骶骨阴道固定术,但安全性高。可行单侧或双侧固定,多行右侧固定法,但术后膀胱膨出的复发率较高(11%)。对于阴道短缩的患者,难以进行骶棘韧带固定术,大约4%的患者难以完成手术。据文献报道,骶棘韧带固定术后,由于阴道狭窄引起性交困难的患者可达10%。

(2)骶骨阴道固定术:对阴道穹隆膨出的治愈率为90%~100%,是一种治愈率很高的手术,但57%的患者术后有排便困难等问题。1950年Shuguier和Scali首次报道了经腹途径,随着腔镜外科的发展,目前主要经腹腔镜途径。而腹腔镜具有创伤小、伤口美容、住院时间短、并发症少、患者满意率高的优点,网片也已经发展到第4代,主要并发症有骶前静脉出血,发生率为1.12%~2.16%。

(3)经腹或经腹腔镜子宫骶韧带阴道顶悬吊术:手术时首先寻找阴道顶和子

宫骶韧带的近端,然后切开阴道顶上的腹膜,以暴露前方的耻骨宫颈筋膜和后方的直肠阴道筋膜,将这两个筋膜互相靠拢缝合后,形成新的阴道顶,并将其悬吊于宫骶韧带上。近期效果尚可,但远期复发率较高。

(4)聚丙烯网片全盆底悬吊术:又称为改良的全盆底悬吊术,在我国有以"童式"和"协和式"为代表的手术方式,手术利用一张 10 cm×15 cm 聚丙烯网片作为耗材。该术式将自行裁剪的蝶形聚丙烯网片,用牵引线将网片的翼部通过专用穿刺锥经闭孔和坐骨直肠窝在适当的位置进行支撑,同时进行肛提肌及会阴体的修复,从而完成盆底 3 个平面的重建,如伴压力性尿失禁的患者则同时行压力性尿失禁的治疗。它使损伤的盆底组织连成整体。

5.手术治疗的适应证与禁忌证

(1)适应证:①严重生殖道脱垂而有显著症状者;②子宫脱垂伴有重度会阴裂伤者;③曾经非手术治疗无效者;④子宫脱垂并有明显宫颈延长、肥大者。

(2)禁忌证:①有外阴炎、阴道炎、盆腔炎者,须先治炎症,然后手术;②宫颈及阴道有溃疡者,治愈后再手术;③有严重心脏病、高血压、肾炎、糖尿病、肝功能损害、活动性肺结核、慢性支气管炎、恶性肿瘤及出血性疾病等,暂时不宜手术,待病情好转后再考虑;④宫颈或子宫体有恶性病变者;⑤月经期、妊娠期患者。

6.手术时可能发生的损伤及出血

(1)膀胱损伤:多发生在修补阴道前壁分离阴道壁与膀胱时,特别是当阴道壁曾有慢性溃疡,愈合后局部形成瘢痕,手术分离困难,易损伤膀胱。损伤后,可见尿液溢出,此时可用"00"号肠线缝合漏孔,切勿穿过膀胱黏膜,再在膀胱肌层用细丝线缝合一层或二层,术后留置导尿管 5~7 天。

(2)输尿管损伤:手术时未将膀胱向上及向侧旁(包括输尿管)充分推开,或钳夹宫旁组织过宽、过多时,有可能损伤输尿管。一般输尿管损伤多在手术后数天内发现,患者诉一侧腰胀痛,尿量少,腰部有叩击痛,确诊后立即行外科处理。

(3)直肠损伤:手术分离阴道后壁与直肠间组织时,如果层次不清,阴道后壁过厚或粘连,易发生直肠损伤。发现损伤应立即修补,用"00"号铬肠线缝合直肠壁,不要穿透直肠黏膜,然后用 1 号丝线间断缝合阴道黏膜下组织。术后服流质饮食 5 天。

(4)出血:手术时对血管或残端结扎不牢,或牵拉残端,致使残端线结滑脱而出血,或分离阴道前壁黏膜两侧过宽,或分离阴道后壁两侧肛提肌过宽时均可引起大量出血。术者应熟悉主要血管部位,牢固结扎,熟悉局部解剖结构,按层次分离,可减少出血。

(5)休克:手术时失血过多、手术时间过长、过度牵拉盆腔脏器等,均可发生休克。术者在手术操作时,动作应轻柔、准确,尽量缩短手术时间,贫血及体质虚弱者更应注意选择手术方式。

7.手术后并发症

(1)出血或血肿形成:手术时血管残端结扎不牢固,术后1～2天阴道内可发生渗血或血肿形成,如为少量阴道渗血,可用纱布卷填塞阴道加压止血。止血无效或出血严重时,应拆开阴道壁缝线,寻找出血部位,再次缝扎出血点。

(2)伤口感染、裂开:由于手术时消毒不严格,或术后外阴不注意清洁,可以发生感染。轻症者伤口感染化脓,重症者可发热,局部伤口愈合不良或坏死。此时应给予引流,并使用抗生素治疗。

(3)排尿困难:手术后拔除导尿管,有些患者不能自然排尿。这是由于术时分离膀胱过广泛,使骨盆底的交感神经受到损伤,或由于尿道括约肌痉挛,致术后不能自然排尿。此时应协助患者坐起排尿,如仍不能排尿,可放留置导尿管,每4小时放尿1次,避免膀胱过度膨胀。

(4)尿失禁:手术后尿失禁可能由尿道括约肌或其周围瘢痕形成,或由分离膀胱膨出时神经受损害所致。主要应在手术时适当修复膀胱颈,避免尿失禁发生。

(5)膀胱炎:常由术时及术后多次导尿引起膀胱感染,应给予抗生素治疗。

(6)性交困难及性交疼痛:阴道修补术时切除过多阴道黏膜,或会阴修补过高使阴道口狭窄,或肛提肌缝合过紧过深,导致阴道过短或狭窄。手术时应避免以上过度修补,以适中为宜。

(7)网片的外露或侵蚀:与个人反应、网片包埋深浅及排异作用有关,多发生于术后半年。

8.手术失败或复发的处理

手术后大部分患者疗效较好,有少数患者失败或复发脱垂。大致有以下几种原因:①重度子宫脱垂及阴道前后壁膨出者,其盆底组织损伤严重,肛提肌萎缩;②手术方式选择不当,或手术时未按解剖层次分离缝合,或手术修补做得不彻底;③手术后未充分休息而过早行重体力劳动;④手术后慢性咳嗽、便秘等增加了腹压;⑤手术后再度妊娠分娩者,复发率高。

术后复发的处理方法:①手术后膀胱及直肠膨出程度轻,无明显症状者,可不必再手术。应避免重体力劳动,增强体力。②术后子宫发生重度脱垂者,尤其是伴有压力性尿失禁、直肠子宫陷凹疝时,可以考虑再次手术,需根据前次手术方式仔细制订再次手术方式。

六、预防

由于开展了妇女保健及计划生育措施,子宫脱垂已逐年减少。接产时及时缝合会阴及阴道裂伤,正确处理难产;产后不久蹲,不做重体力劳动,避免便秘、慢性咳嗽等增加腹压的疾病;哺乳期以不超过 1 年为宜。老年期妇女应多进行户外活动与锻炼,以加强全身肌肉及盆底支持组织的弹力。

第二节　尿失禁

尿失禁是指客观上的不自主漏尿。排尿期膀胱压大于尿道压,尿液得以排出。同理,若储尿期出现膀胱压大于尿道压的现象,则将发生尿失禁,各种尿失禁都具有这一基本特征。

一、压力性尿失禁

腹压突然增加导致尿液不自主流出,不是由逼尿肌收缩或膀胱壁对尿液的压力引起的。其特点是在正常状态下无漏尿,而腹压突然增加时尿液自动流出。

(一)发生机制

女性的不自主(括约肌)排尿功能,由膀胱外下部与尿道上部肌肉相互作用而成,在尿道和膀胱的连接处最明显,有其他盆底组织相互联合作用。正常静止时,不自主的膀胱肌与尿道环状肌关闭尿道膀胱口,阻止流尿,当不自主膀胱肌与尿道肌收缩时,尿道后部张开,尿道近端与膀胱呈漏斗状,尿液流入尿道。

张力性尿失禁患者:①膀胱底部下降,近端尿道也下降至腹内压作用范围以外,当腹内压增加时,压力只能向膀胱,而不能传至尿道,使尿道阻力不足以对抗膀胱的压力导致尿外流;②正常尿道膀胱后角为 90°～100°,压力性尿失禁患者的膀胱底部向下向后移位,使尿道膀胱后角消失,尿道缩短,一旦腹压增加,即可诱发尿失禁;③尿道轴发生旋转,使其倾斜角从正常的 10°～30°增至≥90°,导致尿失禁。

(二)分型

压力性尿失禁分为两型:解剖型压力性尿失禁及尿道内括约肌障碍型压力

性尿失禁。

1.解剖型压力性尿失禁

解剖型压力性尿失禁占90%以上，由盆底组织松弛引起。盆底松弛主要与妊娠与阴道分娩损伤和绝经后雌激素减低等原因有关。最被广泛接受的压力传导理论认为压力性尿失禁的病因是因为盆底支持结构缺损而使膀胱颈近端尿道脱出于盆底外，所以咳嗽引起的腹腔内压力不能平均地传递到膀胱和近端的尿道，增加的膀胱内压力大于尿道内压力而出现漏尿。

2.尿道内括约肌障碍型压力性尿失禁

尿道内括约肌障碍型压力性尿失禁<10%。

(三)诊断

压力性尿失禁的诊断需要一般检查和深入检查。

1.一般检查

一般检查是通过一系列方法对有尿失禁症状的患者进行初步检查，明确诊断，包括完整详细的病史和认真的体格检查，辅以排尿日记和简单的门诊检查。

(1)病史：应得到每个尿失禁患者的完整病史。病史包括症状，一般病史，既往手术史和目前的治疗情况。

症状：应确定患者漏尿症状的频率，漏尿多少，什么会引发漏尿，什么会改善或加重漏尿，有无持续尿失禁现象，是否有排尿困难的表现。一些患者在性交过程中有尿失禁现象，但她们羞于与医师交流与性功能相关的症状，医师应评估包括性功能在内的所有盆底功能紊乱情况。医师还要询问尿失禁对患者生活的特殊影响和引起烦恼的严重程度。一些症状的客观严重程度与主观感受之间常常存在差异。应把患者的主要症状放在首位，只有了解每个妇女的情况才能制订完善的治疗计划、正确进行效果评价，才能避免过度治疗。同时医师要了解患者所期待的治疗结果，并进行适当宣教，告诉患者可能出现的治疗结果。可通过问卷和调查表系统了解以上情况。

全身疾病：详细的病史可以发现对尿失禁有直接影响的全身疾病，如糖尿病、血管功能障碍、慢性肺疾病，以及从大脑皮质到周围神经系统可影响神经轴任意一点的大量神经病变。如果血糖控制不好会引起渗透利尿，周围水肿组织的液体夜间进入血管，引起利尿增加，造成尿失禁。慢性咳嗽也会引起压力性尿失禁。

其他：病史还应包括患者妇产科病史，如有无产程延长、产伤、巨大胎儿分娩史，肠道功能的变化等，既往对尿失禁的治疗方法。

尿失禁的病史是压力性尿失禁诊断的要点之一,只要患者在腹压增高情况下出现尿失禁,同时并不伴有尿频、尿急和急迫性尿失禁的症状即可诊断为压力性尿失禁。

(2)体格检查:主要包括全身检查和盆腔检查。

全身检查:应包括与尿失禁相关及可能影响下尿路功能的全身疾病进行检查。这些全身疾病包括心血管功能不全、肺部疾病、隐性神经疾病(如多发硬化、脑卒中、帕金森病及脊柱和下背部异常)、腹部包块等。对于有明显神经系统疾病史者应做详尽的神经系统检查,如阴蒂肛门反射明显减弱或肛门括约肌张力减弱,提示盆腔神经损害,可能会明显影响膀胱逼尿肌的收缩功能,伴有膀胱逼尿肌功能受损的压力性尿失禁患者抗压力性尿失禁术后排尿困难或术后尿潴留的发生率明显增高。

盆腔检查:应明确患者有无盆腔包块、盆腔器官脱垂及阴道萎缩。要明确阴道前、后壁有无膨出及膨出程度,有无子宫脱垂、穹隆膨出及程度,是否存在阴道萎缩、小肠疝、会阴体薄弱等。阴道检查和直肠检查时还要用手指触摸盆底肌肉,感受肌肉是否对称和有力。

(3)特殊检查:体检发现一定要与患者的病史相结合才能做出正确判断。

压力试验:在患者感觉膀胱充盈的情况下进行检查。常取膀胱截石位,嘱患者连续用力咳嗽数次,注意观察尿道口有无漏尿现象。有则压力试验阳性。如果仰卧时没有漏尿,患者要两脚分开与胸同宽站立,反复咳嗽几次,观察有无漏尿。

压力试验是压力性尿失禁的初筛试验,虽是一个简单可靠的诊断手段,但不能鉴别压力性尿失禁与急迫性尿失禁;也不能判断尿失禁严重程度。压力试验阳性时,必须分清漏尿是由内腹压升高引起(压力性尿失禁)的,还是由咳嗽诱导的逼尿肌收缩(运动性急迫尿失禁)引起的,后者漏尿往往延迟,在咳嗽几秒钟后发生,停止咳嗽后漏尿也不停止。

临床上有一些压力性尿失禁患者咳嗽时不见漏尿,原因可能是尿道括约肌张力异常增高。故压力试验阴性不能排除压力性尿失禁的可能性。

尿垫试验:在咳嗽-漏尿试验无遗尿时需进行尿垫试验。尿垫试验即嘱患者在一定时间内做一系列规定的动作,测量患者活动前后带卫生巾的重量,计算漏尿量,从而评估患者尿失禁的严重程度。由于不同动作引起的漏尿严重程度不同,国际尿控学会制订了尿垫试验规范,以便对世界范围内的研究资料进行比较。尿垫试验有两类:短期试验和长期试验。在正规门诊做短期试验,在家里做持续 24~48 小时的长期试验。

常用的是 1 小时尿垫试验和 24 小时尿垫试验。

1 小时尿垫试验步骤：①试验时膀胱要充盈，持续 1 小时，从试验开始患者不再排尿；②预先放置经称重的尿垫（如卫生垫）；③试验开始 15 分钟内。患者喝 500 mL 白开水，卧床休息；④之后的 30 分钟，患者行走，上下 1 层楼台阶；⑤最后 15 分钟，患者应坐立 10 次，用力咳嗽 10 次，跑步 1 分钟，拾起地面 5 个物体，再用自来水洗手 1 分钟；⑥试验结束时，称重尿垫，要求患者排尿并测量尿量。

尿垫试验结束后应询问患者测试期间有无尿急和急迫性尿失禁现象，如果发生急迫性尿失禁，该结果不应作为压力性尿失禁严重程度的评估参数，应重新进行尿垫试验。1 小时尿垫试验低于 2 g 为轻度尿失禁，2~10 g 为中度尿失禁，超过 10 g 为重度尿失禁，40~50 g 为极重度尿失禁。尿垫重量增加 4 g 以上为阳性，亦有学者认为增加 8 g 以上方为阳性。尿垫试验可定量反映漏尿程度，较主观评价（如压力试验）更准确。但目前尿垫增重数值与尿失禁严重程度的对应关系尚存在争议，而且尿垫重量增加可以由漏尿及阴道分泌物、汗液等引起，对怀疑由非漏尿因素引起的尿垫增重，需辅助其他检查予以鉴别。

指压试验（图 4-1）：压力试验阳性时，应行指压试验，亦称膀胱颈抬高试验。以中指及示指伸入阴道，分开两指置于后尿道两侧，注意勿将两指压在尿道上。将膀胱颈向前上推顶，尿道旁组织同时被托起，尿道随之上升，从而恢复了尿道与膀胱的正常角度。试验前，患者用力咳嗽见尿道口是否溢尿；试验时，嘱患者连续用力咳嗽，观察尿道口是否溢尿。如试验前咳嗽时溢尿，试验时咳嗽不再溢尿，则指压试验阳性，提示压力性尿失禁的可能性大。该检查主要是为了了解患者压力性尿失禁的发生是否与膀胱颈后尿道过度下移有关，对尿道固有括约肌缺失型压力性尿失禁无诊断意义。有时会因检者手法错误，直接压迫尿道而导致假阳性。

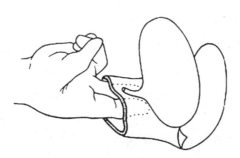

图 4-1 指压试验

棉签试验(图 4-2):可用于测定尿道的轴向及活动度。患者取膀胱截石位,将 1 个消毒的细棉签插入尿道,使棉签前端处于膀胱与尿道交界处,分别测量患者在 Valsalva 动作前后棉签棒与水平线之间夹角的变化。如该角度<15°,说明有良好的解剖学支持;如果>30°或上行 2~3 cm 说明膀胱颈后尿道过度下移,解剖支持薄弱;15°~30°时结果不能确定解剖学的支持程度。对<30°而有压力性尿失禁者应进一步检查。

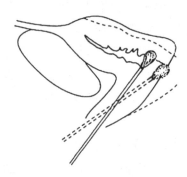

图 4-2 棉签试验

棉签试验可受合并生殖道脱垂及膀胱充盈情况的影响,但因其能反映膀胱尿道交接点活动度,如棉签角度变化不大但仍然存在尿失禁,表明膀胱颈和尿道具有良好的支撑结构,要考虑内括约肌功能缺陷,故不适合选择悬吊膀胱颈治疗膀胱颈低活动度型压力性尿失禁。

排尿日记:是评估尿失禁患者状况的重要工具。排尿日记是患者保存数天的排尿记录。患者在指导下将每次排尿时间记录在图表上并测量尿量,并将尿失禁时间及与漏尿相关的特殊活动记录下来。医师还可以指导患者记录液体摄入量。

排尿日记提供正规尿动力学检查所不能提供的有关膀胱功能的重要信息:24 小时尿量、每天排尿的总次数、夜尿次数,平均排尿量及膀胱功能容量(日常生活中最大排量)。这些信息,使医师能够用客观数据确定患者尿频的主诉及问题是否是尿量过多(或少)。日记还用于计算夜间产生尿量与日间尿量之比。夜间尿量的计算是将女性晚上入睡后的尿量及早上清醒后的第一次尿量相加。有时老年女性尿量产生发生显著偏移,尿量的一半以上是在睡眠时产生的。在排尿日记上证实这一现象可指导进一步治疗。

尿液常规检查:是为了排除感染、血尿和代谢异常。如果显微镜检查和培养证实存在尿路感染,需要观察尿失禁症状是否因尿路感染的治愈而得以改善。

有时单纯的尿路感染会引起或加重尿失禁。然而,某些妇女尤其是老年女性会出现无症状菌尿。因此,如果对没有典型尿路感染症状(如排尿困难、尿急、尿频)的菌尿妇女进行试验治疗不能改善尿失禁症状,那么进一步的抗感染治疗常常无效。

如果同时存在血尿和菌尿,应在治愈菌尿后重复尿液检查。仅是血尿而无菌尿时应进一步检查除外肾脏或膀胱肿瘤;根据高危因素和临床表现决定是否进行检查及检查范围。如果怀疑有恶性肿瘤,要由外科医师做膀胱活检进行诊断。

残余尿测定:膀胱排空不全可引起尿失禁。排空后残余尿量大的患者由于剩余尿液占据膀胱体积,膀胱的储尿功能下降。不流动的残余尿也是尿路感染的原因。

大量残余尿通过两种方式引起尿失禁。在一些患者中,膀胱过度充盈,增加的腹压迫使尿液通过尿道括约肌,引起压力性尿失禁。在另一些患者中,膀胱过度充盈引起逼尿肌不可抑制的收缩,引起尿失禁。两种情况可同时存在,问题会更加复杂。

测定残余尿可评价膀胱的收缩能力及有无膀胱出口梗阻。大量残余尿显示膀胱收缩力下降而非出口梗阻。无残余尿提示膀胱排空功能正常,但不能排除尿失禁的存在。

残余尿可通过直接插管或超声测定。虽然超声在临床上测定残余尿比较准确,但其误差仍可达 15%～20%。因此,医师们还可通过插管测定残余尿。医师应在患者排尿 10 分钟内进行检查以避免人为数值升高。一般认为残余尿低于 50 mL 正常,超过 200 mL 不正常。至于中间数值却有很多争议。由于很多女性在初次就诊时往往焦虑导致不能正常排尿,因此可以在下次就诊时测定残余尿,之后再进行其他检查。在神经系统正常、无盆腔器官脱垂、无排尿功能异常的妇女中评价膀胱排空能力的意义还不明确。

2.深入检查

出现以下情况要考虑进一步检查:基本检查不能明确诊断;计划对尿失禁实施手术治疗前;患者出现无泌尿系统感染的血尿;残余尿量增加;存在使治疗复杂化的神经系统疾病及严重的盆腔器官脱垂。进一步检查的内容包括尿动力学检查、影像学检查、膀胱镜及神经学检查。

(1)磁共振成像(MRI)检查:在软组织的区域可产生清晰的图像。并可通过阴道内放置腔内卷和直肠内放置外卷技术来提高图像的清晰度。有学者通过

MRI对压力性尿失禁患者的盆底组织进行研究,发现尿失禁与尿道纹状泌尿生殖括约肌的多少有关。MRI还可以对膀胱前间隙进行测定。

(2)膀胱镜检查:膀胱镜是内镜的一种,可用于检查和治疗。但在尿道、膀胱处于急性炎症期的患者、膀胱容量低于60 mL的患者及经期或妊娠3个月以上的妇女中不宜进行膀胱镜检查。用棉签蘸1%丁卡因留置在尿道内10分钟,即可达到麻醉目的,必要时可用鞍麻或骶管阻滞麻醉。

膀胱镜观察有无肿瘤、结石及输尿管开口、膀胱尿道接合部情况。膀胱炎症和肿瘤可引起急迫性尿失禁。需在膀胱充盈时观察膀胱颈活动度,把0°和30°镜置于尿道中段,停止液体冲盈,嘱患者缓慢用力。如果在患者用力过程中,膀胱颈呈漏斗状开放并向后下移,则证明是解剖性压力性尿失禁。而膀胱颈固定、近端尿道开放,则提示是内源性括约肌功能缺陷。

(3)超声检查作为压力性尿失禁的诊断方法之一,可对下尿路的形态及动态变化进行评价,并且无创、价廉、患者易耐受,能够代替放射检查。

超声检查包括腹部超声、会阴超声、阴道口超声、阴道超声、直肠超声及尿道内超声,这些方法都均可用于测量尿道膀胱结合部的活动度。活动度超过1 cm为解剖缺陷、压力性尿失禁的诊断指标,咳嗽时尿道近端呈漏斗型是压力性尿失禁的典型表现。

(4)尿动力学检查是在膀胱充盈和排空过程中测定表示膀胱和尿道功能的各种生理指标。就其本质而言,尿动力学研究是可以提供下尿路功能状况客观证据的检查。因此,测定患者的排尿量及插管测定残余尿是尿动力学检查内容。尿道固有括约肌功能丧失表现为腹压漏尿点压力测定:ALPP$\leqslant$60 cmH$_2$O,尿道压描记:最大尿道闭合压MUCP$\leqslant$20 cmH$_2$O。

(四)治疗

1.药物治疗

凡合并慢性咳嗽、尿道感染、阴道炎者应对症治疗。有阴道炎者多合并尿道黏膜萎缩,可用雌激素或阴道栓剂治疗。雌二醇阴道环每天释放2 mg剂量。雌二醇可增加泌尿道血运供给和增强盆底部肌力,同时还可避免泌尿道感染。有些妇女害怕口服雌激素的不良反应,或害怕乳腺癌的发生,或有其他禁忌证而不能服用雌激素时,雌激素阴道环是治疗绝经妇女尿失禁的较好选择,因阴道环的雌激素量很小。但阴道环不能治疗及预防骨质疏松症、心血管疾病等其他老年疾病。

口服丙胺太林(普鲁苯辛)15～30 mg,每天3次,或托特罗定2 mg,每天

2 次,可抑制逼尿肌对刺激的反射,使膀胱容积增大,缓解尿频和尿急。中药补中益气汤、六味地黄丸等,配合针灸也能取得一定疗效。

2.肛提肌锻炼

因盆底组织松弛的压力性尿失禁,可行肛提肌运动,即每天 3 次行缩肛门及阴道的动作,每次 20 分钟左右,6～8 周为 1 个疗程。

3.电刺激

对盆壁组织行电刺激治疗,每天 2 次,共 12 周,对肌肉张力、溢尿及诱发实验有明显改变,有效率达 35％～70％。

4.手术治疗

手术原则为修补膀胱颈及尿道的支持力量,重建尿道膀胱后角,增加尿道长度。子宫脱垂手术时应注意修补阴道前壁膨出及尿道膨出。手术多应用于保守治疗无效者。按手术原理和术式可分为 4 组。

(1)泌尿生殖膈成形术:包括阴道前壁修补术、尿道折叠术等。

(2)耻骨后固定术:包括固定尿道旁组织于耻骨联合的术式和固定尿道旁组织于 Cooper 韧带的术式(Burch 术)。

(3)尿道中段悬吊术:包括筋膜悬吊术(Albrige Studdiford 术和 Milia-Read 术)和复合医用材料吊带术(Sling、TVT、In Fast、IVS、SPARC、TVT-O、MONARC 术等)。

此外,尿道旁硬化剂注射术可作为一种保守性手术应用于临床。目前常用的有以下 4 种:尿道膀胱筋膜缝合术、耻骨后膀胱尿道固定术、腹直肌筋膜悬吊术、复合医用材料阴道悬吊术。

(五)预防

正确处理分娩,临产时定时排尿,及时处理第二产程滞产,避免不适当的产时助产。产后进行保健运动锻炼,特别避免增加腹压的重体力劳动,治疗慢性咳嗽、便秘等。

二、急迫性尿失禁

(一)定义

据国际尿控学会(ICS)的定义,有强烈的尿意后,尿液不能由意志控制而经尿道漏出者,称为急迫性尿失禁。在女性人群中的发病率:20～30 岁为 15％,40～50 岁为 16％,60～70 岁为 20％。急迫性尿失禁分为两类。

1.运动急迫性尿失禁

尿动力学检查可见逼尿肌非自主性收缩。各种逼尿肌非自主性收缩统称为不稳定膀胱。并非所有的不稳定膀胱均能发生尿失禁,运动急迫性尿失禁只是不稳定膀胱的一种特殊的临床表现。其原因有:①膀胱出口梗阻;②神经系统疾病;③原因不明的特发性逼尿肌不稳定。

2.感觉急迫性尿失禁

仅有急迫性尿失禁,而尿动力学检查无逼尿肌非自主性收缩,没有不稳定膀胱。感觉急迫性尿失禁多是膀胱原发疾病的临床表现之一,是由各种原发疾病引起的膀胱炎症刺激,感觉过敏所致。它常见于中年女性,而老人以运动急迫性尿失禁较常见。常见的原因有各种类型的膀胱炎,膀胱肿瘤的浸润、结石、异物等。

(二)诊断

通过典型的症状,急迫性尿失禁的诊断并不困难。

1.临床表现

除尿急、急迫性尿失禁外,患者多伴有尿频、夜尿增多。患者多主诉"我憋不住尿""我没来得及到卫生间就尿裤子"。另外可有排尿困难等排尿期症状。有些患者可合并疼痛及肠道刺激症状。

需要注意以下两个方面问题。

(1)尿失禁特点:先有强烈尿意后有尿失禁或在出现强烈尿意时发生尿失禁,是急迫性尿失禁的典型症状。尿意可因咳嗽、打喷嚏、腹压增加而诱发,故临床上须注意与压力性尿失禁相鉴别。

(2)伴随症状:急迫性尿失禁还可有遗尿。由膀胱炎、结石、肿瘤等引起者,还可有血尿、脓尿等原发病的表现。膀胱出口部梗阻引起者有排尿困难、尿线变细等表现。

2.体格检查

全面的体格检查十分重要,但还应特别注意以下几个方面问题。

(1)压力性尿失禁体征和盆腔器官膨出体征。

(2)神经系统体征,如鞍区感觉消失、球海绵体肌反射亢进及肛门反射亢进等。

(3)残余尿测定,可通过超声检查、导尿等方法获得。残余尿超过 100 mL 或尿量的 1/3 提示可能是膀胱出口部梗阻或逼尿肌收缩功能受损。

(4)尿垫试验:可客观评估尿失禁严重程度。

(5)排尿日记:嘱患者在治疗前后详细记录排尿情况,包括每次排尿的具体时间和排尿量,有无尿失禁及失禁量,以判定尿失禁严重程度及对治疗的反应。

(6)化验检查:应根据具体情况进行尿常规、尿液分析、尿细菌学检查及脱落细胞检查。

(7)X线检查:膀胱尿道造影可了解膀胱形态的改变,对诊断下尿路梗阻及膀胱输尿管反流十分重要。IVP可了解下尿路有无损害。

(8)内镜检查:对感觉急迫性尿失禁的病因诊断十分重要。

(9)尿动力学检查:是急迫性尿失禁诊断和鉴别诊断最可靠的方法。通过尿动力检查区分压力性尿失禁、急迫性尿失禁和混合性尿失禁及急迫性尿失禁的类型。

(三)鉴别诊断

症状和体征最易混淆的是压力性尿失禁,可通过尿动力学检查来鉴别明确诊断。

(四)治疗

1.感觉急迫性尿失禁的治疗

由于感觉急迫性尿失禁是原发疾病的一种症状,因而应首先采取病因治疗。待原发性疾病治愈后,尿失禁可随之好转或治愈。为尽快缓解症状,在病因治疗的基础上,可同时进行对症治疗。

2.运动急迫性尿失禁的治疗

(1)病因治疗:膀胱出口部梗阻引起者,首先应解除梗阻,在梗阻未解除的情况下给予抗胆碱能药物治疗,将有可能降低逼尿肌收缩力,使剩余尿增加和急性尿潴留的发生率升高。神经系统疾病引起者,则根据其不同病因和病变部位,采取不同的治疗方法。

(2)药物治疗:目的是抑制逼尿肌收缩,降低膀胱内压,增加膀胱容量,降低膀胱的敏感性。

常用药物:①抗胆碱能药物,如奥宁(盐酸奥昔布宁)、托特罗定等。②钙通道阻滞剂,如双苯丁胺、异搏定、硝苯地平等。③前列腺素合成抑制剂,如吲哚美辛、氟苯布洛芬等。④三环类抗抑郁药有抗胆碱能作用,可以减轻夜间尿失禁,帮助控制急迫性尿失禁。

抗胆碱能药物:在实际临床工作中抗胆碱能药物是治疗急迫性尿失禁最常见的药物,膀胱逼尿肌收缩主要通过激动M受体介导,M-受体阻断剂可阻断乙酰胆碱与 M 受体结合,抑制逼尿肌的不自主收缩,降低膀胱兴奋性,有效地治疗急迫性尿失禁。此药不适用于有尿路梗阻(如前列腺增生)患者,青光眼(眼压增高)或重度大肠炎(溃疡性结肠炎)患者。与抗胆碱能作用相关的不良反应包括头晕、便秘、嗜睡、口干、头痛、恶心、神经质、心动过速、尿潴留、视物模糊。

奥宁(盐酸奥昔布宁)是 20 世纪 70 年代上市的治疗尿失禁的常用药物,用法是每次 2 mg,2 次/天。不良反应发生率为 65%。

托特罗定是对膀胱具有高度选择性的竞争性 M-受体阻断剂,能竞争性地与 M 受体结合,阻断神经递质乙酰胆碱与 M 受体的结合,可有效抑制逼尿肌的收缩。用法是每次 2 mg,2 次/天。不良反应发生率为 48%。本品疗效与奥宁(盐酸奥昔布宁)相当,而耐受性却明显优于奥宁(盐酸奥昔布宁)。

达非那新是 M_3 受体阻滞剂,它对于膀胱的选择性高于对心脏、中枢神经系统及唾液腺的选择性。本品推荐剂量为每天 7.5 mg,根据个体反应可增加至每天 15 mg,每天 1 次。本品不推荐用于有轻微肝损伤或同时服用 CYP3A4 酶抑制剂(如酮康唑、伊曲康唑、利托那韦、奈非那韦和克拉毒素)的患者。严重肝损害患者禁用。

曲司氯具有抗胆碱能神经末梢 M_1、M_2、M_3 受体的作用,从而拮抗乙酰胆碱对膀胱平滑肌的收缩效应。可有效降低膀胱平滑肌的紧张度、解除痉挛状态,显著增加最大膀胱容量,降低最大逼尿肌压力,有效减轻尿频、尿急及尿失禁症状。用法是每次 20 mg,2 次/天。本品起效快、长期疗效优良,此外本品仅具有抗胆碱能药物的外周常见不良反应,如口干、便秘等,但不进入中枢神经系统,没有中枢神经系统毒性。

(3)膀胱灌注治疗:最主要的优点是可直接向膀胱组织提供高浓度的药物而不影响其他器官,其次有些对膀胱有效但不宜全身用药的制剂可发挥作用。

(4)膀胱肉毒素注射:肉毒素是肉毒梭状芽孢杆菌繁殖过程中产生的嗜神经毒素。通过阻断肌肉的神经支配而达到使肌肉松弛,降低肌张力的效果。膀胱镜下行逼尿肌肉毒素注射,具有操作简便、创伤小、恢复快等特点。

(5)膀胱训练:通过膀胱训练,患者有意识地主动抑制膀胱收缩,从而达到增加膀胱容量。方法有两种。①白天多饮水,尽量憋尿,延长排尿间隔时间,入夜后不再饮水,夜间可适量服用镇静安眠药物,使患者能够安静入睡。②定时排尿法:急迫性尿失禁的治疗期间应记录排尿日记,增强治愈信心,循序渐进,逐渐延长储尿时间。最终目标是能够自主控制排尿间隔为 3～4 小时。膀胱训练的疗效是肯定的,特别是对原因不明的急迫性尿失禁的疗效更佳。

（6）生物反馈治疗是行为治疗的一种形式。生物反馈治疗仪以声、光、图像等形式，表达膀胱的活动，当患者出现逼尿肌无抑制性收缩时，仪器即发出特定的声、光、图像等信号，使患者能直接感知膀胱活动并有意识地逐渐学会自我控制，达到抑制膀胱收缩的目的。

（7）电刺激治疗。

（8）手术治疗：对以上治疗无效，病情特别严重，有上尿路扩张导致肾脏损害的患者可考虑手术治疗，如膀胱扩大术、选择性骶 2～4 神经根切除术、膀胱横断术、尿路改道术等，手术治疗应慎重。

三、混合性尿失禁

混合性尿失禁是指患者除了压力性尿失禁外，还有尿急和（或）急迫性尿失禁的症状。它是最常见的尿失禁，也最常见于女性。由于两种尿失禁的相互影响，使膀胱尿道功能障碍复杂，其治疗也更加困难。

（一）诊断

1.体格检查

混合性尿失禁患者体格检查主要集中在尿失禁的分类上。其中检查是否有尿道的高活动性特别重要。要注意是否有膀胱出口部梗阻，特别是既往有过尿道手术的患者。由于既往的尿失禁手术而造成的膀胱出口梗阻常常是导致混合性尿失禁中的急迫性成分的原因之一。主要检查尿道周围的瘢痕状态。如体格检查时未发现尿道高活动性则提示压力性尿失禁并非解剖性成分所致。如果患者前次手术失败，又没有尿道活动过度，应该考虑其压力性尿失禁的原因是存在固有括约肌缺损。

2.尿动力学检查

混合性尿失禁患者应首先进行尿流率检查，尿流率多正常，无残余尿。尿流率降低常见于合并膀胱出口梗阻的患者。膀胱出口梗阻是导致急迫性尿失禁的原因之一。残余尿增加也是急迫性尿失禁的原因，此时可合并充盈性尿失禁。

混合性尿失禁患者的膀胱测压主要是测定膀胱感觉、容量、膀胱顺应性和稳定性。其中膀胱顺应性是评价混合性尿失禁患者膀胱功能的一个很重要的指标。

尿道功能检查主要是漏尿点压力测定和尿道测压等。尿道功能检查不仅能通过观察尿道功能异常的程度，确定压力性成分的严重程度，也可发现是否伴有尿道内括约肌功能不良。由于女性混合性尿失禁的患者多合并尿道括约肌无力,特别是当患者的急迫性尿失禁成分极为明显时,压力性尿失禁易被掩盖。此时就更需要尿道功能检查。

(二)治疗

混合性尿失禁的治疗要比单纯性尿失禁的治疗更复杂。重点在于判断急迫性尿失禁和压力性尿失禁在病因方面的权重及各自的分类,以确定治疗的重点和先后次序。

轻度混合性尿失禁手术和非手术治疗都有效,两者可同时进行。

如果混合性尿失禁以急迫性尿失禁成分为主时,应首先治疗急迫性尿失禁,开始应采用行为治疗、药物治疗和电刺激治疗。通过一段时间的治疗,医师可以初步判断所采用的非手术治疗是否有效。然而当有压力性尿失禁成分存在时,判断急迫性尿失禁的治疗效果就会有一定的困难。另外,治疗后可以使急迫性尿失禁得到改善,也可以使压力性尿失禁得到一定的改善。

如果混合性尿失禁以压力性尿失禁成分为主时,可先用手术治疗,先治疗压力性尿失禁,术后继续治疗仍存在的急迫性尿失禁。原因是多数的压力性尿失禁得到成功的治疗,会使急迫性尿失禁得到完全或较大的改善。然而,急迫性尿失禁的症状通常不会立即消失,一般要持续3～6个月。

如果混合性尿失禁合并尿道活动过度,可采用尿道充填剂注射治疗压力性尿失禁。

第三节　结直肠的功能失调

一、肛门失禁

肛门失禁是指肛门不能自控的排出气体、液体或固体粪便,单纯的肛门排气不能自控不属于肛门失禁。不完全性肛门失禁是指肛门可以控制固体粪便,而不能控制液体粪便和气体。完全性肛门失禁是指肛门失去控制固体、液体粪便和气体的功能。肛门失禁的发生与许多因素相关,包括年龄、粪便干湿度、直肠的感觉功能、肛门括约肌的完整性、神经系统损伤及精神意识状态等。肛门失禁患者中女性比例远高于男性,阴道分娩所致损伤是多数女性患者发生肛门失禁的主要原因。分娩损伤造成肛门失禁的机制为:①肛门括约肌机械性断裂;②支配肛门括约肌和盆底肌神经(主要是会阴神经)的损伤。

(一)临床诊断

就发病时间来说,肛门失禁的定义为4岁以上患者,至少有1个月以上有反复发生不能控制排便的表现。40％的有肛门括约肌损伤的产妇在产后6个月内发生肛门失禁。诊断时要排除痔、瘘、肛直肠肿瘤、肛门脱垂和腹泻等其他疾病。直肠指诊可除外直肠肿物、粪便堵塞、直肠阴道瘘等异常情况。如果存在肛门括约肌的损伤,直肠指诊时可感觉到肌肉环消失。肛门内测压可评估生理状态下肛门括约肌的功能,静息时肛管内压力降低提示肛门内括约肌的功能障碍,最大自主收缩力下降时提示肛门外括约肌的损害;如果在肛门括约肌完整时出现静息张力和自主收缩力的减弱,说明可能有神经病变,没有条件进行肛门内测压时,也可将手指置于肛门内粗略测量。肛门内括约肌断裂时肛门内超声显示为肌肉带的不连续,而MRI检查对肛门外括约肌损伤显示更清晰。阴部神经末梢运动原潜伏期(PNTML)延长提示神经损伤。

(二)治疗

1.非手术治疗

(1)内科治疗:对于大多数患者,首先应当调整消化功能。要求患者停止摄入咖啡因、乙醇和尼古丁,少吃含有纤维素的食物。对那些粪便嵌塞导致充盈性失禁的患者,应常规使用轻泻药使直肠空虚。因腹泻而导致失禁的患者,需要首先治疗腹泻,假如找不到腹泻的原因或治疗无效,可以使用药物使粪便成形,如阿片类止泻药洛哌丁胺等。

(2)灌肠法:可用来治疗那些肛门失禁伴便秘和由骶神经病变引起的直肠无感知或括约功能几乎丧失及非手术治疗无效的患者。

(3)控便辅助物的应用:控便辅助物有尿布和随身粪便收集器等,主要应用于大便漏出患者。

(4)生物反馈治疗:生物反馈训练已被证明是一种有效的治疗肛门失禁的方法。它对由多种病因引起的肛门失禁有效,如糖尿病、肛肠手术后损伤,但有效的前提条件是患者需具备一定的直肠感觉和自主收缩功能,对于急迫性失禁患者的疗效优于被动失禁者。据Enck等报道,生物反馈训练总的有效率约为70％,且效果可维持多年。生物反馈治疗的优点是安全无痛苦,可作为无肛门括约肌损伤患者的首选治疗方法,但需要医患双方的耐心和恒心。

2.手术治疗

(1)括约肌修补术(成形术)是治疗由括约肌缺损引起肛门失禁最成功的手

术方法,因括约肌前缺损而失禁的女性最适合采用这类手术,而产伤是括约肌前缺损最主要的原因。Parks 和 McPartlin 首创的端-端重叠修补法是目前普遍采用的括约肌修补术。70%～90%的女性患者症状能得到改善。不能把年龄较大和 PNTML 延长作为放弃手术的主要原因。

(2)后方括约肌折叠术:该式式的理论依据是通过手术矫正肛管肛直角和肛管的长度。Jameson 等报道,83%的患者近期内有效果,但仅 28%的患者有长期疗效。术前应告知患者远期疗效可能不佳。

(3)骶神经刺激疗法:这是一种最新的治疗方法,几乎没有并发症,并且经过研究证明对症状改善和生活质量提高效果确切。有资料显示,这种治疗对75%～100%的患者有效,41%～75%的患者在 1～9 个月可以达到排便完全自控。骶神经刺激疗法治疗后 2 年患者仍能良好地控制排便,这是目前外科治疗方案中远期效果最好的。对于生物反馈治疗和后方括约肌折叠术无效的患者,可以采用这种方法治疗。

(4)括约肌重建术:这类手术分为两类,即自体肌肉移植术和人工括约肌植入术。当括约肌修补术失败或因没有足够肌肉而无法进行缺损修补可考虑行括约肌重建术。此类手术难度大且复杂,因而必须是肛肠外科领域的资深专家才能实施。①自体肌肉移植术:方法为分离臀肌或股薄肌使之形成一环绕肛管的肌环,同时最好埋植肌肉起搏器,对其进行持续电刺激使其起收缩功能。当患者想排便时,起搏器即停止工作。据报道有效性为 60%左右,因臀肌对正常人影响较大,故现在多采用股薄肌作为移植物。术后肌环感染和撕裂为手术失败的常见原因。②人工括约肌植入术:该手术难度大、易并发感染及装置失灵,且费用较高,国内极少应用。

(5)注射填充剂:部分研究者尝试黏膜下注射多种填充剂用于治疗肛门失禁,包括合成材料、硬化剂、自体或其他生物组织,但是多项研究表明,这种治疗方法远期疗效不佳。

(6)粪便转流术:肛门失禁患者不适合做上述治疗或治疗失败时,结肠或回肠造口也是一种可选的治疗方法,这种方法同样可以改善患者生活质量。

二、直肠脱垂

直肠脱垂是指肛管、直肠甚至乙状结肠下端向下移位。只有黏膜脱出称不完全脱垂;直肠全层脱出称完全脱垂。如脱出部分在肛管直肠内称内脱垂或内套叠;脱出肛门外称外脱垂。直肠脱垂常见于儿童及老年人。在儿童,直肠脱垂是一种自限性疾病,可在 5 岁前自愈,故以非手术治疗为主。成人完全性直肠脱垂是严重的,长期脱垂将致阴部神经损伤产生肛门失禁、溃疡、肛周感染、直肠出血、脱垂肠段水肿、狭窄及坏死的危险,应以手术治疗为主。

(一)分类

根据脱垂程度,分为部分脱垂和完全脱垂两种。

1.部分脱垂(不完全脱垂)

脱出部仅为直肠下端黏膜,故又称黏膜脱垂。脱出长度为 2~3 cm,一般不超过 7 cm,黏膜皱襞呈放射状,脱垂部由两层黏膜组成。脱垂的黏膜和肛门之间无沟状隙。

2.完全脱垂

完全脱垂为直肠的全层脱出,严重者直肠、肛管均可翻出至肛门外。脱出长度常超过 10 cm,甚至 20 cm,呈宝塔形。黏膜皱襞呈环状排列,脱垂部由两层折叠的肠壁组成,触之较厚,两层肠壁之间有腹膜间隙。

(二)治疗

依发病年龄、病情严重程度不同而采取不同的治疗手段,国内外报道的治疗直肠脱垂的方法多达 200 种,常用的术式也有数十种,在遵循个人习惯的基础上提倡个体化治疗。

一般而言,儿童期直肠脱垂应先采用非手术治疗和硬化剂注射治疗;对于全身情况较好的完全性直肠脱垂成人患者可选择经腹手术方式;而全身情况较差或老年患者应考虑经会阴手术。

1.非手术治疗

非手术治疗主要用于治疗轻症患者,幼儿直肠脱垂多可自愈,故以非手术治疗为主。如纠正便秘,养成良好的排便习惯。排便时间应缩短,便后立即复位。如脱出时间长,脱垂充血、水肿,应取俯卧位或侧卧位,立即手法复位,将脱垂推入肛管,恢复后应做直肠指诊,将脱垂肠管推到括约肌上方。手法复位后,用纱布卷堵住肛门部,再将两臀部用胶布固定,暂时封闭肛门,可防止因啼哭或因腹压增高而于短期内再发。若患病时间较长,使用上述方法仍不见效者,可用注射治疗。

2.注射疗法

将硬化剂注入直肠黏膜下、骨盆直肠间隙与直肠后间隙,产生无菌性炎症反应,使直肠黏膜与肌层、直肠与周围组织粘连固定。该法是目前治疗 I ～ II 度直肠脱垂的一种重要手段,尤其是以治疗Ⅰ度直肠脱垂的效果最佳,主要应用于儿童患者,对不能承受手术或不愿接受手术的患者亦能给予治疗,缺点是对注射药物与操作技术要求较高,复发率高。急慢性直肠炎及腹泻患者禁用。国内有报道硬化剂注射联合肛管紧缩术治疗,疗效较好。

3.激光手术

主要原理是在插入直肠周围后除直接焊接作用外,还会产生无菌性炎症反应使直肠固定。优点是快速、疗效好,无注射术引起的剧烈疼痛,不易发生感染、脓肿、直肠坏死和出血等现象。

4.手术治疗

目前手术治疗方法超过100种,评价不一,但无任何一种手术能适用于所有患者,几乎每种方法都有坚决的支持者和坚决的反对者,术式选择上主要是取决于患者的解剖学异常情况。手术原理包括:①缩窄肛门;②消除直肠前陷凹;③修复盆底肌肉;④经腹、骶或会阴切除肠管;⑤固定或悬吊直肠于骶骨或耻骨上;⑥以上两种或多种方法相结合。

成人不完全脱垂或轻度完全脱垂,若括约肌张力正常或稍弱,可行母痔切除术或胶圈套扎治疗,也可使用硬化剂注射治疗。若括约肌松弛,可考虑做肛门环缩手术或括约肌成形术。

成人完全性直肠脱垂的治疗以手术为主,手术途径有经腹部、经会阴及经腹会阴联合等。手术方法较多,但各有其优缺点及复发率,没有哪一种手术方法可用于所有的患者,有时对同一患者需要采用几种手术方法同时治疗。

(1)经腹手术:主要包括直肠悬吊及固定术、直肠前壁折叠术、直肠切除术和腹腔镜下直肠固定术。

直肠悬吊及固定术:经腹直肠悬吊及固定术应遵循以下原则。对脱垂直肠进行悬吊和固定;闭合、抬高Douglas陷凹,重建盆底;必要时切除脱垂的多余肠段;缩窄、加强肛直环。

直肠前壁折叠术:1953年沈克非根据成人完全性直肠脱垂的发病机制,提出直肠前壁折叠术,手术要点包括提高直肠膀胱(子宫)陷凹,消灭疝囊,使直肠不致脱出;紧缩肛提肌:将直肠两侧松弛的肛提肌分离后缝合紧缩,以增强其对直肠的支持作用,并加强括约肌;折叠缩短直肠前壁:在直肠前壁作横行折叠2～3层。

直肠切除术:由于经会阴部将脱垂肠管切除有一定的并发症,Goldberg主张经腹部游离直肠后提高直肠,将直肠侧壁与骶骨脊膜固定,同时切除冗长的乙状结肠,效果良好。Aitola 和 Mellgren 等经过临床证明该术式对慢性便秘改善症状有明显效果。Corman 认为单纯行直肠前切除术已足够,直肠周围因分离形成的瘢痕足以对直肠起固定作用,可避免脱垂再次发生。

腹腔镜下直肠固定术:于 1992 年初次提出,由于其损伤小、手术简便而逐渐被采用。腹腔镜手术的优点主要是缩短住院时间和减少术中出血量。短期随访结果显示,腹腔镜直肠脱垂修补手术并不增加直肠脱垂的复发率,还可减少晚期并发症的发生和再次手术的可能性。缺点主要是手术时间长,手术效果受术者技术水平影响较大,所以未广泛开展。在欧美国家仅有 6% 的外科医师常规应用,但缺乏临床随机对照研究的长期随访结果。

(2)经会阴手术:主要包括经会阴行直肠乙状结肠部分切除术、肛门紧缩术、经会阴直肠黏膜剥除肌层折叠术、Gant Miva 黏膜折叠术和肛门环缩术等。

经会阴行直肠乙状结肠部分切除术:Mtemeir 主张经会阴部一期切除脱垂肠管,特别适用于不宜经腹手术的老年人脱垂时间长、不能复位或肠管发生坏死者。优点是:①从会阴部进入,可看清解剖结构,便于修补;②麻醉不需过深,老年人易忍受手术;③同时修补滑动性疝,并切除冗长的肠管;④不需移植人造织品,减少感染机会;⑤死亡率及复发率低。缺点是有吻合口瘘和狭窄的危险,与经腹直肠固定术相比,术后排便功能恢复并不理想,复发率较高,占 5%～20%。

肛门紧缩术(Thiersch 法):使用银线或 Teflon 丝带使肛缘缩小,从而避免直肠脱出,12 周后取出。主要适用于老人和小孩,成人单独使用该术时,疗效较差,与直肠内注射术相结合效果较好。国内普遍采用患者自身肛门括约肌或水解膜带紧缩术进行治疗,避免了植入异物后引起感染、皮肤溃烂等并发症。但该术仅将外脱垂变为内脱垂,术后可出现严重便秘甚至梗阻,感染可经肛管或会阴皮肤穿出,失败率可达 80%。

经会阴直肠黏膜剥除肌层折叠术(Delorme 术):手术要点是脱垂完全牵出后,黏膜下注入盐水;距齿状线 1～2 cm 环形切开黏膜至黏膜下层,将黏膜由肌层向上分离至脱垂顶部,切除黏膜;间断缝合黏膜并折叠肌层。手术优点是创伤小,不经腹腔,直视下手术,全身干扰小,术后恢复快,87% 的患者效果良好。但远期复发率较高,常有排便困难不能缓解,适用于脱垂肠段短于 3～4 cm 的卧床或衰弱患者。目前多采用其改良术式。

Gant Miva 黏膜折叠术和肛门环缩术:适用于老年体弱患者。从脱垂最上部开始,用不吸收缝合线"8"字形缝合黏膜和黏膜下层、结扎,做成结节。围绕脱垂环形结扎,每环上做 4～6 个结节,如是向下至齿状线附近,使黏膜缩短,脱垂变小,再将脱垂恢复。为使恢复的肠管不再脱出,再辅以肛门环缩术。

肛门成形术:切除脱出部分的肠管后,对黏膜肛管和皮肤进行缝合。为了减少肛门周围皮肤的张力,可切开减张,并且向肛管内移动皮瓣,如有瘢痕和过度狭窄可行全层切除,于两侧切开移动"S"状皮瓣与切除的直肠黏膜,进行缝合。

经尾骨直肠固定术:患者取俯卧位,由肛门后 1 cm 处向骶尾关节纵行切开,暴露外括约肌及耻骨直肠肌、肛提肌。尾骨可暂时移于一侧,充分暴露直肠后壁,由直肠后壁自上而下至直肠环或由直肠环向上连续或间断缝合,形成纵形皱襞,固定于骶前骨膜。肛提肌左右要充分重叠缝合,同时缝合括约肌形成纵形皱襞,将尾骨恢复到原来的位置,与之缝合固定。

三、便秘

(一)临床诊断

便秘是指排便频率减少,7 天内排便次数少于 3 次,排便困难,粪便干结。慢性便秘可严重影响患者的生活质量和健康状况。根据流行病学调查显示,便秘的发生率随年龄的增长而增加,老年人和妇女最多见。不同患者对便秘有不同的症状感受,目前 Rome Ⅱ 标准是当今世界范围内公认的诊断便秘的标准。

根据 Rome Ⅱ 标准,慢性便秘的定义包括:具备在过去 12 个月中至少 12 周连续或间断出现以下 2 个或 2 个以上症状,不存在稀便,也不符合 IBS(肠易激综合征)的诊断标准。

(1)>1/4 的时间有排便费力。

(2)>1/4 的时间有粪便呈团块或硬结。

(3)>1/4 的时间有排便不尽感。

(4)>1/4 的时间有排便时肛门阻塞感或肛门直肠梗阻。

(5)>1/4 的时间有排便需用手法协助。

(6)每周排便<3 次。

便秘可能由多种原因所致,包括药物、神经系统疾病、结直肠功能异常及盆底功能障碍等。根据病因不同,临床上将便秘分为 6 种类型:①IBS 便秘型;②慢传输型便秘;③直肠出口梗阻型;④以上②和③并存;⑤功能型便秘(功能性梗阻或药物不良反应);⑥继发于系统疾病的便秘。

在决定便秘的治疗方案前,必须首先分清便秘的类型。除了采集病史和详细了解患者排便次数、粪便干结程度等情况外,体格检查和辅助检查必不可少。体格检查可以排除由新生物(肿瘤、痔疮)等原因所致便秘。对便秘分型最重要的辅助检查是结肠传输试验和直肠肛门测压。在结肠传输试验中,如果是直肠和乙状结肠传输缓慢而其余部分结肠正常,说明是盆底协同失调,而如果是右半结肠传输减慢而其余部分运动正常,可能是神经源性疾病。盆底协同失调是指排便时因盆底反常收缩或不能放松所致的直肠排空障碍,通过直肠肛门测压可做出诊断。

(二)治疗

1.非手术治疗

(1)一般治疗:主要包括饮食治疗、培养良好的生活习惯和腹部按摩治疗。

饮食治疗:应当是所有便秘治疗的基础。膳食中的纤维不被吸收,能刺激肠壁,增加肠道蠕动,含膳食纤维最多的食物是麦麸,还有绿叶蔬菜、燕麦等,而食用蜂蜜、香蕉等食物也有通便的作用。但是研究发现,流质和半流质饮食无助于便秘的改善。

培养良好的生活习惯:多数便秘患者都有排便习惯的改变,而对慢性便秘的治疗最终目的是恢复正常排便习惯。应当要求患者在餐后定时排便,必要时可在排便前清肠或口服液状石蜡、乳果糖等,直至恢复正常排便习惯。餐后半小时内步行也有助于促进肠道蠕动。

腹部按摩治疗:自右上腹向左下腹按摩是一种简单易行、容易掌握的治疗方法,特别适合家庭护理时使用。Ernst对临床对照试验进行系统回顾分析,认为腹部按摩对慢性便秘是一种有效的治疗方法。

(2)药物治疗:主要包括刺激性泻药、渗透性泻药和促肠动力药等。

刺激性泻药:番泻叶、果导等作为治疗便秘的药物已经在临床应用了很多年,虽然有学者质疑该类药物的安全性,但尚缺乏证据证明,长期使用此类药物要注意电解质失衡的问题。

渗透性泻药:硫酸镁、甘露醇、聚乙二醇等都属于渗透性泻药,这类药物对于慢传输型便秘、巨结肠、IBS型便秘及盆底协同失调所致的便秘均无效,如果错误使用,不仅不能缓解便秘症状,反而会导致肠胀气。

促肠动力药:胆碱能受体激动剂、胆碱酯酶阻滞剂及甲氧氯普胺等均有增加肠道蠕动的作用。西沙必利通过促进肠道乙酰胆碱的释放来加强肠道蠕动,但因潜在的心血管不良反应限制了其应用,新近报道普卡必利对便秘的治疗效果比西沙比利更直接、更有效,口服1~4 mg/d能增加每周自发性排便的次数。近年来,高选择性的激动剂替加色罗(商品名为泽马可)作为动力调节药应用越来越受到重视,它的功能主要是激活肠道内5-HT4受体活性,增加肠段的神经递质 CGRP（降钙素基因相关肽）、P 物质的释放，刺激肠道的蠕动反射而促进排便，该药适用于便秘型 IBS 的治疗。

其他药物：鲁比斯酮是美国 FDA 批准的首个用于便秘治疗的 2 型氯离子通道激动剂。目前进行的两项临床研究显示，该药对于便秘症状的改善效果确切，可用于便秘型 IBS 的治疗。

（3）生物反馈和神经调节：是盆底协同失调型便秘首选治疗方法。约 70% 的患者有明显治疗效果，生物反馈治疗的效果已被多个随机临床试验所证实。并且这种症状的改善可以维持 2 年以上而无须持续治疗，但是生物反馈治疗对于慢传输型便秘无效。

2.手术治疗

（1）全结肠切除及回、直肠吻合术：是治疗慢传输型便秘的经典手术方式，疗效为 50%～100%，但有一些并发症，如顽固性腹泻及便秘复发。该术式也可应用于直肠肛门功能正常的巨结肠患者。

（2）结肠直肠切除术＋回肠肛门吻合术：该术式适用于结肠传输试验发现直肠无功能而肛门功能尚正常的巨结肠患者。

（3）结肠直肠切除术＋回肠造口术：对于直肠和肛门均失去正常生理功能的巨结肠患者，可以采用这种术式。

第四节　尿　瘘

尿瘘是指人体泌尿系统与其他系统或部位之间有异常通道，表现为小便淋漓、不能控制。尿瘘包括的范围很广，诸如膀胱阴道瘘、输尿管阴道瘘、尿道阴道瘘，以及膀胱肠瘘和膀胱腹壁瘘。但由于妇女生殖系统在分娩期间或妇科手术时发生损伤的机会较多，而生殖系统与泌尿系统均同源于体腔上皮，两者紧密相邻，故临床上以泌尿生殖瘘最为常见。

一、病因

绝大多数尿瘘均由损伤所致。世界卫生组织的数据表明，全世界约有 200 万产科尿瘘患者，每年有 5 万～10 万新发病例。欧美等发达国家，产科尿瘘发病罕见；发展中国家，产科原因导致的尿瘘还很普遍。据报道，非洲、南美及中东地区每1 000例分娩者中就有1～3例发生膀胱阴道瘘。在我国广大农村地区,特别是偏远山区,产伤是引起尿瘘的主要原因,但近年来逐渐减少,在我国各大、中城市中,由于产前保健和新法接生的推广和普及,分娩损伤所致的尿瘘已极少见,而妇科手术所致者则相对有所增加。

(一)产科因素

分娩所致的尿瘘,主要是膀胱阴道瘘,多并发于产程延长或阻滞,根据其发病机制不同,可分为坏死和创伤两型。

1.坏死型

在分娩过程中,如产妇骨盆狭窄或胎儿过大、胎位不正,引起胎先露下降受阻时,膀胱、尿道和阴道壁等软组织长时间被挤压在胎先露和母体耻骨联合之间,可因缺血、坏死而形成尿瘘。组织压迫可发生在骨盆的不同平面:若在骨盆入口平面时,常累及宫颈、膀胱三角区以上部位或输尿管,导致膀胱宫颈瘘、膀胱阴道瘘或输尿管阴道瘘;挤压在中骨盆平面时,多累及膀胱三角区及膀胱颈部,导致低位膀胱阴道瘘或膀胱尿道阴道瘘;挤压发生在骨盆底部达骨盆出口平面时,多累及尿道,导致尿道阴道瘘及阴道环状瘢痕狭窄。

坏死型尿瘘具有以下临床特点:①多发生在骨盆狭窄的初产妇,但亦见于胎儿过大或胎位不正的经产妇。②胎先露部分或全部入盆、胎膜早破、膀胱过度充盈和膀胱壁变薄及滞产是形成尿瘘的条件,其中滞产或第二产程过度延长是发病的决定性因素。③尿漏大多出现在胎儿娩出后3～10天,但如产程过长,母体局部坏死组织可随手术取出胎儿而脱落,以致产后立即漏尿。因而此类尿瘘实际上并非由于手术不当或器械直接损伤的结果,而是由于结束分娩过晚所导致的损伤。也有个别坏死型尿瘘延迟至产后20～40天才漏尿,但其瘘孔直径多在1 cm以内,甚至仅针孔大小。④滞产并发的生殖道感染,往往又促进和加剧瘘孔周围瘢痕组织的形成。

2.创伤型

在分娩过程中,由产道及泌尿道撕裂伤引起的尿瘘为创伤型,一般多发生在因滞产和(或)第二产程延长而采用手术结束分娩的产妇。其形成的原因有:①违反正常操作常规,如宫颈未开全或膀胱充盈时即行臀位牵引或产钳助产或在阴道内盲目暴力操作等,均可导致损伤;②胎儿娩出受阻而宫缩极强,特别是产前滥用缩宫素所致的过强宫缩,可引起子宫破裂合并膀胱撕裂;③子宫下段剖宫产术或同时加作子宫切除术时,如膀胱子宫间有粘连、膀胱未充分往下游离,可损伤膀胱或盆段输尿管;④尿瘘修补愈合后,如再度经阴道分娩,原瘘口瘢痕可因承压过大而裂开,以致尿瘘复发。

创伤型尿瘘临床特点有:①绝大多数有手术助产史;②胎儿娩出后即开始漏尿;③一般组织缺失不多,周围瘢痕组织较少。

(二)妇科手术损伤

妇科手术导致膀胱和输尿管损伤并不罕见,广泛全子宫切除、子宫内膜异位症、剖宫产术后膀胱粘连等均会增加膀胱、输尿管损伤的风险,经阴道妇科手术,如经阴道切除子宫、阴道成形术或尿道憩室切除术等也可损伤膀胱、输尿管或尿道而形成尿瘘。

(三)膀胱结核

膀胱结核均继发于肾结核,患者有低热、消瘦、尿频、尿急和血尿等症状。早期膀胱黏膜水肿、充血,出现结核结节和溃疡;晚期膀胱挛缩、容量减小,当溃疡穿透膀胱全层及阴道壁时,可形成膀胱阴道瘘。结核性瘘孔一般仅数毫米,甚至仅针尖大小。

(四)外伤

外阴骑跨伤或骨盆骨折甚至粗暴性交均可损伤尿道或膀胱而形成尿瘘。偶见子宫脱垂或先天性无阴道患者,用刀剪自行切割,试图进行治疗而引起尿瘘。

(五)放射治疗

采用腔内放射治疗宫颈癌或阴道癌时,可因放射源安放不当或放射过量,以致局部组织坏死而形成尿瘘。此类尿瘘多在放疗后 1~2 年发生,但亦可因组织纤维化和进行性缺血而在十余年后开始出现。

(六)局部药物

注射采用无水乙醇或氯化钙等药物注射至子宫旁组织治疗子宫脱垂时,如不熟悉盆腔局部解剖结构,误将药物注入膀胱壁或尿道壁时可引起组织坏死,以致形成尿瘘。但现因注射药物引起的尿瘘已极为罕见。

(七)阴道内子宫托

安放子宫托治疗子宫脱垂时,应日放夜取,每天更换。如长期放置不取,可因局部组织受压坏死引起尿瘘或粪瘘。

(八)癌肿

宫颈癌、阴道癌、尿道癌或膀胱癌晚期,均可因癌肿浸润、组织坏死脱落而引起尿瘘。

(九)膀胱结石

单纯女性膀胱结石引起尿瘘者罕见。但在膀胱阴道瘘修补术后,膀胱内丝线残留或因膀胱憩室的形成继发膀胱结石时,可因结石的磨损、压挫伤导致尿瘘复发。

(十)先天畸形

临床上少见,主要有输尿管开口异位和先天性尿道下裂两种。前者为一侧输尿管开口于阴道侧穹隆或前庭等部位,患儿出生后既有漏尿,亦能自行解出部分尿液。后者为尿道开口于阴道口或阴道内,轻者多无明显症状,重者尿道后壁缺如,膀胱直接开口于阴道以致排尿完全不能控制。有些尿道开口在尿道下1/3段的尿道下裂患者,产前能控制小便,但产后由于盆底肌肉松弛和阴道前壁膨出而出现漏尿,临床上可因此被误诊为产伤性尿瘘。

二、分类

尿瘘迄今尚无公认的统一标准。

根据损伤的范围不同可分为:①简单尿瘘是指膀胱阴道瘘瘘孔直径<3 cm,尿道阴道瘘瘘孔直径<1 cm;②复杂尿瘘是指膀胱阴道瘘瘘孔直径≥3 cm或瘘孔边缘距输尿管开口<0.5 cm,尿道阴道瘘瘘孔直径>1 cm;③极复杂尿瘘,其他少见尿瘘。

根据解剖部位分为以下几种。

(一)尿道阴道瘘

尿道与阴道间有瘘管相通。

(二)膀胱阴道瘘

膀胱与阴道间有瘘管相通。目前国外广泛使用 Waaldijk 分类系统对膀胱阴道瘘进一步分类。以尿道外口作为参照点,Waaldijk 分类系统包括 3 种不同类型。

(1)Ⅰ型:尿道及膀胱颈部未被累及。

(2)Ⅱ型:尿道受累,并进一步被分为两个亚型。ⅡA:远端尿道未被累及(瘘距离尿道外口 1 cm);ⅡB:远端尿道受累(瘘边缘与尿道外口距离<1 cm)。两种不同Ⅱ型瘘可进一步被分为:①非环形缺损;②环形缺损。

(3)Ⅲ型:少见的瘘,如膀胱肠道瘘或膀胱皮肤瘘。

(三)膀胱尿道阴道瘘

瘘孔位于膀胱颈部，累及膀胱和尿道，可伴有尿道远侧断端完全闭锁，亦可伴有膀胱内壁部分外翻。

(四)膀胱宫颈阴道瘘

膀胱、宫颈及与之相邻的阴道前壁均有损伤，三者间形成共同通道。

(五)膀胱宫颈瘘

膀胱与宫颈腔相通。

(六)膀胱子宫瘘

膀胱与子宫腔相通。

(七)输尿管阴道瘘

输尿管与阴道间有瘘管相通。

(八)多发性尿瘘

同时有尿道阴道瘘和膀胱阴道瘘或输尿管阴道瘘两种或以上。

(九)混合瘘

尿瘘与粪瘘并存。

三、临床表现

(一)漏尿

漏尿为尿瘘的主要症状。患者尿液不断经阴道流出，无法控制。但漏尿的表现往往随瘘孔的部位和大小不同而各异：①瘘孔位于膀胱三角区或颈部，尿液日夜外溢，完全失去控制；②位于膀胱三角区以上的高位膀胱阴道瘘或膀胱宫颈瘘等，站立时可暂无漏尿，平卧则漏尿不止；③膀胱内瘘孔极小，周围有肉芽组织增生，或瘘孔经修补后仍残留有曲折迂回小瘘管者，往往仅在膀胱充盈时方可出现不自主漏尿；④位于膀胱侧壁的小瘘孔，取健侧卧位时可暂无漏尿，平卧或患侧卧位时则漏尿不止；⑤接近膀胱颈部的尿道阴道瘘，当平卧而膀胱未充盈时可无漏尿，站立时尿液即外漏；⑥位于尿道远 1/3 段的尿道阴道瘘，一般能控制排尿，但排尿时，尿液大部或全部经阴道排出；⑦单侧输尿管阴道瘘，除能自主排尿外，同时有尿液不自主地自阴道阵发性流出；⑧未婚或无阴道分娩史的部分尿瘘患者，平卧且紧夹大腿时，由于肛提肌的收缩和双侧小阴唇的闭合，尿液可暂时储存在被扩张的阴道内，但当分开大腿或站立时，尿液迅即自阴道内溢出。

(二)外阴瘙痒和烧灼痛

由于外阴部、大腿内侧甚至臀部皮肤长期被尿液浸润刺激而发红、增厚,并可有丘疹或浅表溃疡等尿湿疹改变。患者感觉外阴瘙痒和灼痛,严重影响日常活动。

(三)闭经

10%～15%患者有长期闭经或月经稀少史,但闭经原因不明,可能与精神创伤有关。

(四)精神抑郁

由于尿液淋漓,尿臭四溢,患者昼间难与人为伍,离群索居;夜间床褥潮湿,难以安寐,以致精神不振,郁郁寡欢;更可因性生活障碍或不孕等原因导致夫妻不和,甚者为丈夫所遗弃。个别患者不堪长期肉体上的折磨和精神上的打击而萌发自杀之念。

(五)其他表现

有膀胱结石者多有尿频、尿急、下腹部疼痛等症状。结核性膀胱阴道瘘患者往往有发热、肾区叩痛。巨大膀胱尿道阴道瘘患者,膀胱黏膜可翻出至阴道内甚至阴道口,形似脱垂的子宫,翻出的黏膜常因摩擦而充血、水肿,甚至溃破出血。

四、诊断

通过询问病史和妇科检查,一般不难确诊。但对某些特殊病例,尚需进行必要的辅助检查。

(一)病史

出生后即漏尿者为先天性泌尿道畸形。年轻妇女,特别是未婚、未孕者出现漏尿,且在发病前有长期发热、尿频、尿痛、尿急者,一般均是结核性膀胱阴道瘘。难产后漏尿应区别其为坏死型或创伤型,个别产后数十天出现漏尿者亦应警惕由结核性膀胱炎所致膀胱阴道瘘的可能性。广泛性子宫切除后,由输尿管缺血坏死所致尿瘘多在术后14天左右出现漏尿,而其他妇科手术直接损伤输尿管者一般在术后当天或数天内即有漏尿,但漏尿前患者往往先有腹胀痛、腰痛、腹块和发热等腹膜后尿液外渗症状,当漏尿出现后,上述先驱症状可逐渐缓解和消失。其他如妇科癌肿、放疗、外伤、子宫托等原因所导致的尿瘘均有明确的病史,应详加询问。

(二)体格检查

1.全身检查

进行一般内科检查,注意心、肝、肾有无异常和有无贫血、发热等手术禁忌证。

2.妇科检查

先取膀胱截石位,行阴道窥镜及双合诊和三合诊检查,了解阴道、宫颈形态,子宫大小,活动度和其附件情况,特别是瘘孔位置、大小和其周围瘢痕程度。如瘘孔位于耻骨联合后方难以暴露,或瘘孔极小,无法找到时,应嘱患者取膝胸卧位,并利用单叶阴道直角拉钩,将阴道后壁向上牵引,在直视下进一步明确瘘孔及其与邻近组织或器官的解剖关系。一般应常规用子宫探针或金属导尿管探测尿道,以了解其长度和有无闭锁、狭窄、断裂等;并可利用探针探触膀胱内有无结石,粗略估计膀胱的扩展度和容积大小,警惕结核性挛缩膀胱的可能。应注意近侧穹隆的小瘘孔常为输尿管阴道瘘。巨大尿瘘或接近宫颈部的瘘孔,有时可在瘘孔边缘的膀胱黏膜上找到输尿管开口,并见到有尿液自开口处阵发性喷出。自幼漏尿者多为输尿管开口异位,诊断的关键在于耐心细致地观察和寻找阴道前庭、侧壁或穹隆处有无阵发性喷尿的小裂隙。

(三)辅助检查

1.亚甲蓝试验

此试验目的在于鉴别膀胱阴道瘘与输尿管阴道瘘,同时亦可用于辨识肉眼难以看到的极小的膀胱阴道瘘孔。方法:通过尿道导尿管将稀释消毒亚甲蓝溶液 100～200 mL 注入膀胱,然后夹紧尿管,扩开阴道进行鉴别。凡见到蓝色液体自阴道壁小孔流出者为膀胱阴道瘘,自宫颈口流出者为膀胱宫颈瘘或膀胱子宫瘘;如流出的为清亮尿液则属输尿管阴道瘘。在注入稀释亚甲蓝后未见液体自阴道流出时,可拔除尿管,如此时注入的蓝色液体立即从尿道口溢出,则压力性尿失禁的可能性较大;如无液体流出,可在阴道内上下段先后放入 2 只干棉球塞,让患者喝水并下床走动 15～20 分钟,再行检视。如阴道上段棉塞蓝染则为膀胱阴道瘘,棉塞浸湿但无蓝色时提示为输尿管阴道瘘。

2.靛胭脂试验

亚甲蓝试验时瘘孔流出的为清亮液体,即可排除膀胱阴道瘘,应考虑为输尿管阴道瘘或先天性输尿管口异位,可进一步行靛胭脂试验加以确诊。方法:由静脉注入靛胭脂 5 mL,5～7 分钟后可见蓝色液体自瘘孔流出。经由瘘孔排出蓝色液体的时间距注入的时间越久,说明该侧肾积水越严重。

3.膀胱镜检查

膀胱镜检查可了解膀胱容量、黏膜情况,有无炎症、结石、憩室,特别是瘘孔数目、位置、大小,以及瘘孔与输尿管口和尿道内口的关系等。若诊断为输尿管阴道瘘,可在镜检下试插输尿管导管。一般健侧输尿管可顺利放入导管无阻,而患侧则受阻,受阻处即为瘘孔所在部位。若膀胱黏膜水肿,镜检下不易找到输尿管口,可经静脉注入靛胭脂 5 mL,注入后 5~7 分钟即可见蓝色液体自输尿管口溢出。此法既可帮助确定输尿管口的部位和瘘口侧别,亦可根据排出蓝色液体的时间了解肾脏功能。若镜下见某一侧无蓝色液体溢出,而阴道有蓝色液体出现时,则证明输尿管瘘位于该侧。对巨大膀胱阴道瘘或明确的尿道阴道瘘,一般无必要且不可能进行膀胱镜检查。

4.肾图分析

通过肾图分析,可了解双侧肾脏功能和上尿路通畅情况。若尿瘘并发一侧肾功能减退和尿路排泄迟缓,即表明为该侧输尿管阴道瘘;如双肾功能皆受损提示有尿路结核或双侧输尿管损伤的可能。

5.排泄性尿路造影

从静脉注入泛影酸钠后开始摄片,可根据肾盂、输尿管及膀胱显影情况,了解双侧肾功能开始及输尿管有无梗阻和畸形等。此法一般适用于诊断输尿管阴道瘘、结核性尿瘘或先天性输尿管异位。在诊断尿瘘时很少采用经膀胱逆行尿路造影。

五、鉴别诊断

漏尿为尿液从不正常的途径不自主地流出,仅见于尿瘘和先天性尿路畸形患者,但应与尿液从正常途径不自主流出如压力性尿失禁、结核性膀胱挛缩、充溢性尿失禁和逼尿肌不协调性尿失禁相鉴别。

(一)压力性尿失禁

压力性尿失禁的发生机制是腹压增加时膀胱内压力高于尿道内压力,造成膀胱内尿液不自控地经尿道排出。临床上表现为当患者咳嗽、打喷嚏、大笑或站立时,尿液立即外流,严重者甚至平卧时亦有尿液溢出,一般仅见于有阴道分娩史的妇女,但巨大膀胱尿道阴道瘘修补痊愈后亦常后遗此病。压力性尿失禁患者膀胱、尿道与阴道之间不存在异常通道,因此检查无瘘孔发现,嘱患者咳嗽时即见尿液从尿道口溢出;此时如用示指、中指伸入阴道内,分别置于尿道两旁(注意不能压迫尿道),用力将尿道旁组织向耻骨方向托起,以恢复膀胱和尿道间的正常角度和尿道内阻力,然后嘱患者咳嗽,此时尿液不再溢出。

(二)结核性膀胱挛缩

结核性膀胱挛缩由结核性膀胱炎所引起,患者膀胱容量在 50 mL 以下,甚者仅容数毫升,膀胱颈部也因挛缩而失去收缩功能,以致尿液无法控制而不断外溢。结核性膀胱挛缩患者一般均曾有发热、长期尿频、尿急、尿痛甚至血尿史,尿常规可见大量脓细胞。如用金属尿管探查可感到膀胱缩窄,壁实无伸张性。肾图多显示一侧甚至双肾功能减退,尿路造影可予以确诊。

(三)充溢性尿失禁

一般是由膀胱调节功能障碍所致,可见于脊髓外伤、炎症、肿瘤、隐性脊柱裂等中枢神经疾病和宫颈癌根治术或分娩时胎头滞压过久后膀胱麻痹等周围神经疾病。临床表现由逼尿肌收缩乏力引起尿潴留,当膀胱过度充盈后仅少量或点滴尿液经由尿道口不自主断续溢出。检查见膀胱显著扩大,虽嘱患者用力向下屏气,亦无尿液排出,但将导尿管放入膀胱后仍可导出大量尿液。

(四)逼尿肌不协调性尿失禁

由逼尿肌出现不自主的阵发性收缩所致。此类不自主收缩亦可因腹内压突然增高而激发,其表现与压力性尿失禁相似。但患者并无器质性病变,其尿液外流不是在压力增高时立即出现而是在数秒钟后才开始,且当压力解除后仍可继续排尿 10~20 秒。除尿失禁外,此类患者仍有正常排尿功能。膀胱测压时,可测出逼尿肌的异常收缩。

六、治疗

尿瘘一般均需手术治疗,但在个别情况下可先试行非手术疗法,若治疗失败再行手术。此外,对不宜手术者则应改用尿收集器进行治疗。

(一)非手术治疗

适用于下列情况。

1.分娩或手术 1 周后出现的膀胱阴道瘘

可经尿道留置直径较大的导尿管,开放引流,并给予抗生素预防感染,4~6 周后小的瘘孔有可能愈合,较大者亦可减小其孔径。

2.手术 1 周后出现的输尿管阴道瘘

如能在膀胱镜下将双"J"管插入患侧输尿管损伤以上部位(非插入假道),并予以保留,2 周后瘘孔有自愈可能。

3.针头大小瘘孔

在经尿道留置导尿管的同时,可试用硝酸银烧灼使出现新创面,瘘孔有可能因组织增生粘连而闭合。

4.结核性膀胱阴道瘘

一般不考虑手术,均应先行抗结核治疗。治疗半年至 1 年后瘘孔有可能痊愈。只有经充分治疗后仍未愈合者方可考虑手术修补。

5.年老体弱

不能耐受手术或经有经验的医师反复修补失败的复杂膀胱阴道瘘,可使用尿收集器,以避免尿液外溢。目前国内试制的尿收集器类型甚多,其区别在于收集器的收尿部分有舟状罩型、三角裤袋型和内用垫吸塞型的不同,而行尿部分和储尿部分则均大同小异。其共同缺点是在患者睡卧时,尿液仍难以达到密闭而有漏溢现象,故仍有待改进。

(二)手术治疗

1.手术治疗时间的选择

(1)尿瘘修补的时间应视其发病原因、患者局部和全身情况不同而定。术时或术后立即发现的直接损伤性尿瘘应争取时间及时修补,否则手术修补时间与缺血坏死性尿瘘相同,即等待 3～6 个月待组织炎症消失,局部血供恢复正常后再行手术。有人主张服用泼尼松促使组织软化,加速水肿消失,可将手术提前至损伤后 1 个月进行。但泼尼松类药物亦将影响伤口愈合,故多数学者仍认为提前手术是不适当的。瘘管修补术失败后亦应该等待 3 个月后再行手术。在等待期间如发现瘘口处有未吸收的缝合线应尽早拆除。

(2)放射治疗癌肿引起的尿瘘多在治疗结束后数月出现,且常需要一个较长时间才能完成其坏死脱落过程。一般而言,应在漏尿出现后 1 年,甚至 2～3 年瘘孔才能完全稳定,膀胱黏膜基本恢复正常,且无癌症复发时才考虑修补。

(3)由膀胱结核引起的尿瘘应在抗结核治疗 1 年以上仍未愈合,局部无活动性结核病变才考虑手术。

(4)尿瘘合并膀胱结石,手术应视膀胱黏膜有无水肿、感染而定。凡结石大者宜先经腹取出膀胱结石,待黏膜炎症消失后再行手术修补。结石小且膀胱黏膜正常时,可在取石的同时进行修补术。

(5)尿瘘合并妊娠,虽然妊娠期局部血供良好有利于愈合,但妊娠期手术易并发出血,故一般仍以产后月经恢复后修补为宜。但若为高位尿瘘,亦可考虑在行剖宫产时行修补术。

(6)尿瘘合并闭经者,阴道黏膜及膀胱黏膜均菲薄,应先用雌激素,可口服戊酸雌二醇 2 mg,连续口服 20 天后再行手术。

(7)月经定期来潮者,应选择在月经干净后 3～7 天行手术。

2.术前准备

(1)术前加强营养,增强体质,有贫血者应予以纠正。

(2)做好患者思想工作,交代术时及术后注意事项,以争取其主动配合,如术时应做好耐受不适体位的思想准备;术后应较长期卧床休息和每天大量饮水,以保持尿管畅流无阻等。

(3)术前常规用 1∶5 000 高锰酸钾溶液,坐浴 3～5 天。有外阴皮炎者在坐浴后,可用氧化锌油膏涂擦患部,直至皮炎痊愈后方可手术。

(4)术前尿液常规检查以保证无尿路感染或膀胱结石的存在。尿常规有红、白细胞者应进一步检查确诊和治疗。

(5)术前 2 天进清淡少渣饮食,术前晚及手术日清晨各灌肠 1 次,一般无须清洁灌肠。

3.手术途径的选择

手术有经阴道、经腹和经阴腹联合途径之分。原则上应根据瘘孔部位和发生原因选择不同途径,但绝大多数产科损伤尿瘘应首选经阴道修补为宜。

(1)经阴道途径:其优点有以下 6 项。①操作较简便,可直接、迅速暴露瘘孔,不损伤身体其他正常组织;②对患者全身干扰小,术后较舒适,并发症少,恢复迅速,腹部无任何瘢痕残留;③术时出血少,特别是操作均在膀胱外进行,膀胱组织无损伤和出血,故术后膀胱内无血凝块堵塞,尿流一般畅通无阻;④凡损伤波及尿道者,非经阴道无法修补;⑤有利于各种辅助手术的进行,如利用阴道壁替代缺损的膀胱,阴道皮瓣移植或球海绵体肌填充等;⑥阴道内局部瘢痕组织一般并不因修补而增多,故经阴道修补可反复多次进行。

(2)经腹途径:适用于膀胱高位瘘孔患者;输尿管阴道瘘患者;反复经阴道手术失败,特别是修补后瘘孔变小,但瘘管迂回曲折者,其特点是在游离阴道黏膜后仍无法直接暴露膀胱黏膜;阴道狭窄,瘢痕严重,经阴道无法暴露瘘孔者;全子宫切除术后的膀胱阴道瘘患者。

经腹手术又有下列几种不同途径:①腹膜外膀胱外适用于单纯的高位膀胱阴道瘘患者;②腹膜外膀胱内适用于瘘孔接近输尿管开口,或合并有膀胱结石者;③膜内膀胱外适用于高位瘘,瘘孔周围瘢痕多,或子宫有病变需切除者;特别是宫颈有严重撕裂伤，非切除子宫，膀胱不能完全松解者；④腹膜内膀胱内适用于膀胱有广泛粘连不易分离，或子宫已切除的膀胱阴道瘘患者。近年来腹腔镜手术技术迅速发展，腹腔镜下尿瘘修补也获得很高的成功率。

（3）经阴腹联合途径：适用于瘘孔极大，瘘孔边缘既高又低，特别是尿道有损伤不易从单途径进行分离缝合的复杂尿瘘。

一般而言，经阴道途径手术简单、安全，凡经阴道可以暴露者，都应优先选用阴道途径。但就医师而言，应熟悉各种手术方法，不能拘泥于单一途径。

（4）术时麻醉、体位和消毒：手术的成功与否与麻醉的配合有密切关系。术时麻醉应达到无痛和肌肉完全松弛，并能根据手术需要而延长麻醉时间。一般连续硬膜外麻醉能满足手术要求。

为了充分暴露手术野，体位的选择至关重要。经腹手术取平仰卧位，如有可能，最好将双下肢用脚架略抬高分开，以便随时用手放入阴道协助手术。经阴道手术有膀胱截石位、俯卧位、侧卧位等。一般多采用前两种。凡子宫活动即用鼠齿钳夹住宫颈能将子宫往下牵引无困难者，均可采取膀胱截石位；子宫固定特别是瘘孔位于耻骨后方，不易暴露者，应采取俯卧位。

消毒：不论经阴道或经腹手术，均应首先用肥皂水擦洗阴道、外阴，然后用生理盐水冲净，拭干后再用碘伏消毒。消毒不彻底往往是手术失败的原因之一。

（5）手术基本要求和方法（以膀胱阴道瘘为例）。

充分游离瘘孔周围组织：一般均用小弯圆刀做切口。在切开阴道黏膜前，最好先围绕预定的切口四周注射肾上腺素稀释液（1∶1 000 肾上腺素 1 mL 加入 300 mL 生理盐水）至阴道壁与膀胱间的疏松筋膜间隙，直至阴道黏膜隆起变白为止。注射液体后可减少术野渗血，便于找到正确的分离间隙和避免分离的黏膜瓣撕裂。经阴道修补时有两种分离瘘孔法，即离心分离法和向心加离心分离法。离心分离法在距瘘口缘仅 2～3 mm 做环形切口，切开阴道黏膜层后，用刀或弯剪向外游离阴道黏膜，以便膀胱获得松解。此法适用于中、小瘘孔。向心加离心分离法是在距切口缘 2 cm 以上做切口，先往内向心分离阴道黏膜至距瘘缘 0.5 cm为止，再从原阴道黏膜切口向外做离心分离，以缓解瘘孔缝合缘的张力。向心加离心法特别适用于巨大膀胱阴道瘘，其优点：①可利用部分阴道壁代替膀胱壁覆盖瘘孔，因而有利于巨大瘘孔的闭合；②如输尿管开口接近瘘孔缘时，可避免损伤输尿管口；③瘘孔周围瘢痕较多时，切缘位于瘢痕组织之外，血供多良好，有利于切口愈合；④膀胱黏膜本身未受干扰，膀胱内无出血和血凝块积聚，术后尿道引流通畅。无论是离心分离法还是向心加离心分离法，阴道黏膜游离的范围要充分,原则上应使瘘孔缘游离后自行横向靠拢,或估计缝合无张力方可。

严实分层缝合瘘孔:共缝合3层。第1层用3-0人工合成可吸收缝合线连续或间断缝合膀胱筋膜及肌层,缝针要带够组织,但不应穿透膀胱黏膜,以便使瘘孔缘连同其四周瘢痕组织向内翻转而加强瘘孔屏障,从而有利于瘘缘的愈合,在瘘孔两侧角部的缝合应从角的外侧开始。连续缝合时,每缝合一针应注意随手将缝线拉紧。第1层缝合妥当后,即通过尿道导尿管注入生理盐水试漏,肯定无漏尿并用生理盐水洗清局部术野后,再用3-0人工合成可吸收缝合线或0号丝线连续或间断缝合第2层(即膀胱筋膜层与部分膀胱肌层)以加固之。但两侧角部缝线应从第1层缝线的外方开始。最后用2-0号可吸收缝合线缝合第3层(即阴道黏膜层),黏膜的糙面宜翻向阴道腔。阴道黏膜应紧贴膀胱筋膜,其间不能遗留无效腔,否则可因创口分泌物在该处积聚、感染而导致手术失败。

有助于提高疗效的辅助手术:对一般尿瘘而言,采用上述修补方法可获得满意效果,但在极复杂的尿瘘患者中,有时加用某些辅助手术是必要的。辅助手术基本上可分为两大类:一类是扩大术野,有助于暴露瘘孔,以利于手术的顺利进行,其中包括会阴扩大侧切术、耻骨联合切除术、耻骨支开窗术等;另一类是利用异体或自身组织替代、填充和加强缺损处的膀胱、尿道或阴道黏膜以促进瘘孔的愈合。临床上采用的异体移植有羊膜、牛心包等。临床上目前较常采用的自身带蒂组织修补术有:①球海绵体脂肪垫填充术,即在大阴唇内侧作纵向切口,游离中指大小一段皮下脂肪组织,通过侧方阴道,将游离端拉入瘘孔创面覆盖膀胱,并间断固定缝合,以消灭膀胱与阴道黏膜间无效腔和增强局部血供,并有可能加强膀胱颈和尿道控制排尿的能力;②大、小阴唇皮瓣移植术,可用于覆盖缺损的阴道创面;③宫颈瓣移植修补术,适用于紧靠宫颈位于前穹隆部的膀胱阴道瘘;④股薄肌移植术,用以加强瘘口缝合缘;⑤阴道壁组织填充术,取长方形带蒂阴道黏膜覆盖在瘘孔缘,使瘘孔处有两层阴道黏膜覆盖;⑥其他经腹修补术时有用大网膜、腹直肌作为填充材料者。由于放疗后尿瘘周围组织纤维化严重,血管减少,因此应重视带蒂组织瓣修补。

如为输尿管阴道瘘,当瘘口靠近膀胱时,可行经腹或腹腔镜下输尿管种植术。

(6)术后处理:包括以下内容。

一般护理:术后应长期卧床,但体位可不受限制。术后2～3天静脉补液,进少渣饮食,以后宜大量饮水,每天至少3 000 mL以保持膀胱自净。

留置导尿管引流:凡经阴道修补的尿瘘,一般均置气囊导尿管开放引流,以保持膀胱较长时间处于空虚休息状态。保留时间以 14 天为宜,但可根据瘘孔大小和修补难易而有所不同。孔小、缝合无张力、修补满意的瘘孔保留 3～4 天即可。在保留导尿管期间,应每小时记录排出尿量。若出现尿或保留尿管14天仍有尿漏时,可再继续保留导尿管 7～10 天(注意此时切忌用阴道窥器或手指进行阴道检查),偶尔尿瘘仍有愈合可能。术后如发现无尿液排出和(或)患者自觉下腹胀满时,应及时检查导尿管有无阻塞或脱落。尿管畅通时不需更换,但连接导尿管的橡皮管及储尿袋,需每天置换。

外阴及阴道护理:每天擦洗外阴 1 次,大便后应立即增擦 1 次。除阴道有出血外,应尽量避免做阴道检查或阴道上药。

抗生素的应用:从手术日晨开始,即应给予预防性抗生素。

雌激素的应用:凡术前已服用雌激素者,术后仍应继续服用 1 个月左右。

出院注意事项:①出院时如观察无尿失禁、尿潴留等异常情况,一般不做阴道检查;②术后 3 个月内禁性交,以免引起缝合口裂开和感染;③如再次妊娠,嘱临产前住院,及早剖宫产结束分娩。

七、预防

绝大多数尿瘘是可以预防的,而预防产伤性尿瘘尤为重要。在预防产伤尿瘘方面,应强调计划生育,生少生好。产前要定期作孕期检查,发现骨盆狭小、畸形或胎位不正者,应提前住院分娩。治愈后的尿瘘患者,再次分娩时一般应作剖宫产。对产妇要加强产程观察,及时发现产程异常,尤其是第二产程延长,积极处理,尽早结束分娩以避免形成滞产。

经阴道手术分娩时,术前先导尿,术时严格遵守操作规程,小心使用各种器械。术后常规检查生殖道及泌尿道有无损伤,发现损伤时应立即予以修补。凡产程过长、产前有尿潴留及血尿史者,产后应留置导尿管 10 天左右,以预防尿的瘘形成。

妇科全子宫切除手术时,如遇盆腔内器官有解剖变异或广泛粘连,应首先在病变的以上部位暴露输尿管,然后沿其行径,向下追踪至盆腔段;次之将膀胱自宫颈和阴道上段处向下游离,至少达阴道两侧角部的侧方和下方为止。因宫颈癌行广泛性子宫切除,当处理骨盆漏斗韧带时,应先切开后腹膜,仔细游离卵巢动静脉,再行高位缝扎;子宫动脉可在输尿管内侧切断结扎,以保留子宫动脉输尿管支的血供;输尿管不可广泛游离,同时要避免损伤输尿管外鞘膜。术中出血时,应冷静对待。如为动脉出血,应在血管近端加压,并用吸管吸净积血后,认清出血点,钳夹后缝扎止血。切忌在出血点盲目大块钳夹或缝扎。如为盆底静脉丛出血,应用纱布压迫 10～15 分钟,一般出血能停止。宫颈癌放射治疗时应严格掌握剂量,后装应选择合适的施源器。使用子宫托治疗子宫脱垂时,必须日放夜取,不得长期放置不取。

第五节 粪 瘘

粪瘘是指人体肠道与其他系统或部位之间有异常沟通,其中妇产科最常见的是直肠阴道瘘(rectovaginal fistula,RVF),指直肠前壁和阴道后壁之间由上皮组织构成的病理性通道。粪瘘可与尿瘘并存。

一、病因

分娩时胎头长期停滞在阴道内,直肠受压坏死是形成直肠阴道瘘的最主要原因。会阴Ⅲ度撕裂修补后直肠未愈合,或修补会阴撕裂时,缝合线透过直肠黏膜而未及时发现拆除,也可引起阴道直肠瘘。直肠手术进行肠管端-端吻合时,因距离阴道过近,如果波及阴道或吻合口愈合不良,组织坏死可导致直肠阴道瘘,这种瘘的瘘口位置相对较高,近于穹隆。此外,因阴道直肠间隔薄,进行阴道后壁脱垂修补术、变性手术或阴道成形术等手术时,切除过多过厚阴道壁组织、阴道成形造穴时穴道偏向直肠侧或手术不熟练、解剖层次不清等都有可能导致手术创伤性直肠阴道瘘。痔手术或局部注射硬化剂治疗时,局部损伤或注射部位及注射药物剂量不当使局部坏死后形成直肠阴道瘘,注射硬化剂导致的瘘孔周围的瘢痕范围往往较大。长期安放子宫托不取出,阴道内放射源安放不当或过量时亦可导致直肠阴道瘘;此外,晚期生殖道癌肿可并发粪瘘;先天性生殖器发育畸形患者,可伴有先天性直肠阴道瘘,且常与先天性肛门闭锁并存。

二、临床表现及诊断

凡直肠阴道瘘瘘孔较大者,粪便皆自阴道排出,便稀溏时更为明显;若瘘孔小,粪便干结成形时,虽无明显粪便自阴道排出,但阴道内不时有分泌物和排气现象。

诊断粪瘘较尿瘘简单,除先天性粪瘘外,一般均有明显发病原因。大的粪瘘可在阴道窥器暴露下直接窥见瘘孔,瘘孔极小者往往仅在阴道后壁见到一处鲜红的小肉芽组织,如从此处用探针探测,而同时用另一手放入直肠内直接触及探针即可确诊。此外还可以尝试亚甲蓝及阴道注水试验来明确小的瘘口:直肠内灌入亚甲蓝,阴道内塞入棉纱条,10~20分钟后观察棉纱条上是否有染色;患者取截石位,温水灌注阴道,用直肠镜在直肠内通气,观察阴道侧有无气泡溢出。影像学检查包括经直肠超声、阴道造影、钡剂灌肠、CT、MRI等。其中直肠超声最常用,瘘管在超声下显示为低回声或无回声。对于放疗相关的RVF患者,可选择使用阴道镜加造影以明确可能发生的阴道-小肠、结肠瘘,必要时需活检以排除肿瘤复发。肛门直肠黏膜的健康情况可通过钡剂灌肠和结肠镜检查完成。而检查括约肌应成为RVF的必要步骤,术前行直肠内超声、直肠肛管压力测定及阴部神经电位检查,以明确是否合并括约肌功能障碍。

直肠阴道瘘的分类方法并不统一,在直肠的下1/3及阴道的下1/2为低位瘘;位于直肠中1/3和阴道后穹隆(6 cm以上)的瘘为高位瘘;位于这两点之间的是中位瘘。目前较为公认的是根据瘘口在阴道内的位置、大小及病因,将RVF分为单纯型和复杂型。发生于阴道的中低位,直径<2.5 cm,由创伤或感染因素引起的RVF称为单纯型瘘;发生于阴道高位,直径≥2.5 cm,由炎性肠病、放疗或肿瘤引起的瘘及修补失败的RVF称为复杂型瘘。近年来有部分学者认为,对那些瘘口比较小的、可首选腹腔镜下修补的高位瘘,也可以视其为单纯型瘘。

三、治疗

虽然有学者报道RVF经保守治疗自愈,但大多数学者均认为手术修补是RVF唯一的治愈手段。高位巨大直肠阴道瘘,阴道瘢痕严重,暴露困难者,或同时合并尿瘘者,均应先做暂时性乙状结肠造瘘,待间隔4周,阴道无粪便排出后再行粪瘘修补术。

(一)术前准备

(1)术前3天软食,术前1天进流质,术前4小时禁饮水。

(2)术前3天每天口服卡那霉素1 g,每天2次和甲硝唑0.4 g,每天3次。

(3)术前服用清肠剂,术前一晚及术晨用肥皂水清洁灌肠。

(二)手术原则

(1)粪瘘的治疗与尿瘘相同,手术创伤或外伤的瘘孔应立即修补;压迫坏死粪瘘应待产后4~6个月炎症消失后,再行修补。修补失败者可于3个月后再次修补。

(2)修补RVF的关键在于直肠前壁的重建,恢复直肠及肛管部位的高压力区。应充分游离瘘口旁组织、仔细辨认周围组织层次,完整切除瘘管及周围瘢痕,谨慎止血后分层行无张力缝合,并保持组织间充足的血供。如果无法保证充足血供,则应在阴道与直肠间填充血运丰富的组织以确保缝合部位的愈合。

(3)粪瘘与尿瘘并存时,一般先缝合尿瘘,再缝粪瘘。

(4)如确实无法修补的巨大粪瘘,可直接行永久性结肠造瘘。

(三)手术方法

1.单纯瘘管切除、分层修补术

该术式有经腹、阴道、会阴及经肛 4 种入路。在显露瘘管后,切开直肠阴道间连接处黏膜或切除瘘管,适当游离瘘管周围直肠阴道隔后共分 3 层缝合,先用3-0人工合成可吸收缝合线连续或间断缝合肠壁肌层,不透过肠黏膜,以使瘘缘翻转至肠腔内,第 2 层同法加固,将第 1 层包埋,最后缝合阴道黏膜层。其中经腹入路适用于高位瘘,而其余 3 种途径适用于中低位瘘。经肛途径优点在于不损伤肛门括约肌。经阴道途径显露优于经肛途径,不需分离括约肌,可同时行括约肌成形术,多数不需要术前或同时行回肠末端或结肠造口,无会阴切口,愈合快,不导致会阴及肛管畸形,并发症发生率低。

2.直肠推进瓣修补术

该术式由 Noble 于 1902 年提出,要点在瘘管周围分离出一个包括直肠黏膜层、黏膜肌层和部分内括约肌的推进瓣,切除部分瘘管后,将推进瓣覆盖缝合,使直肠壁恢复连续性(方法与尿瘘中阴道黏膜推进瓣相似);阴道内的瘘管则敞开引流。该术式可分为经会阴和经肛两种入路:经会阴切口暴露较好,可同时行括约肌成形术;经肛入路的优点则在于无会阴部切口,疼痛少,愈合好,不损伤括约肌,术后不影响排便功能,避免术后锁眼畸形及保护性转流性肠造口,是单纯性中低位 RVF 的首选方法,即使首次失败后仍能再次应用。

3.经肛门括约肌途径修补术

经肛门括约肌途径修补术也称 Mason 手术,主要用于低位 RVF,尤其是合并括约肌损伤者。术中将瘘管至会阴体间的直肠肛管阴道隔切开,分层缝合直肠肛管、肛门括约肌和阴道黏膜等。手术时应注意阴道可容二指,肛门通过一指,且有括约肌收缩感。该术式严重术后并发症为直肠皮肤瘘及肛门失禁,其发生率分别为 3.8% 和 18%。对于无括约肌损伤的患者需切断括约肌,亦是Mason 手术的不足之处。

4.组织瓣转移修补术

组织瓣转移修补术是指通过引入血供良好的组织到瘘管区,并分隔两侧瘘口缝合处。目的是加强直肠阴道间隙,促进愈合。组织瓣转移修补术适用于复杂型瘘。对于中低位瘘,常用的组织瓣有球海绵体肌、肛提肌、阴股沟瓣、臀肌皮瓣、单侧或双侧股薄肌皮瓣等。高位瘘通常在经腹修补术后填充大网膜或折叠下翻的腹直肌等。

5.经腹手术及腹腔镜手术

经腹手术及腹腔镜手术适用于高位 RVF,术式包括经腹肛拖出式直肠切除术(Maunsell-Weir 术式)、Parks 结肠-肛管直肠肌袖内吻合术等,使阴道壁与直肠完全被隔开,彻底消除了窦道形成的最主要因素,Ⅰ期手术成功率高,患者易接受。经腹手术及腹腔镜手术主要适用于复杂或复发的 RVF。但手术较复杂,需要有低位直肠切除吻合的手术经验,Parks 手术缺点是残存的直肠肌袖病变可能会继续加重并发展至狭窄。随着腹腔镜技术的进步,腹腔镜下修复 RVF 病例也有较多报道,但该术式手术适应证相对严格,术前应明确患者瘘口大小、位置,同时需操作者具备很高的腹腔镜操作技巧。

(四)术后处理

(1)手术后保持肠道空虚数天对修补好的瘘孔愈合非常重要,饮食控制加应用抑制肠蠕动的药物,保持无排便 3 天后可逐渐进食流质,控制第 1 次排便在术后 5 天或 6 天时,可口服液状石蜡以润滑大便。

(2)术后 3 天每天口服甲硝唑,方法同术前。

(3)保持外阴部清洁,每天擦洗 1 次。

四、预防

预防粪瘘的基本原则与尿瘘相同。产时应注意缩短第二产程,避免会阴严重撕裂,并在缝合会阴后常规肛门检查,发现有缝合线穿透直肠黏膜者应立即拆除重缝。此外,应避免长期安放子宫托不取。对妇女生殖道癌肿进行放疗时,应注意掌握后装放射量和放射源安放位置。

第六节 输尿管损伤

输尿管损伤多由妇科手术引起,其中绝大多数均能在损伤后立即发现和修补,预后良好;但若术时未能察觉或修补失败,则将在术后形成输尿管阴道瘘。

一、病因

80％～90％输尿管是由妇科手术，特别是经腹全子宫切除或广泛性全子宫切除术引起。损伤的部位多见于子宫动脉、主韧带、阴道侧穹隆或骨盆漏斗韧带等部位。损伤的方式包括钳夹、结扎、切开、切断、扭曲成角、缺血坏死。输尿管从沿途经过的每一个血管获得血供，营养输尿管的小血管在输尿管外膜内相互间组成血供丰富的血管吻合网络，过度游离输尿管可能导致血管网破坏，输尿管发生缺血性坏死。子宫内膜异位症或输卵管卵巢囊肿引起盆腔广泛粘连，或宫颈巨大肌瘤导致盆腔器官移位而行子宫切除时，如果术者不熟悉异常解剖结构也可能误伤输尿管，以致形成输尿管阴道瘘。此外，随着电刀的广泛使用，不恰当使用电凝止血导致的输尿管损伤时有发生，输尿管在局部受热损伤后发生迟发物理变化，局部坏死，形成瘘口。在使用单极电凝设备时还会发生电传导所致的输尿管组织坏死，现在单极电凝设备已被双极电凝所取代，这种损伤很少见。

二、临床表现及诊断

在任何盆腔手术过程中，如发现术野有"水样液体"阵发性渗出或发现有管腔的索状物被切断而无血液流出时，则提示为输尿管损伤。术时出血多而盲目大块钳夹和缝扎出血点亦有可能伤及输尿管。此时应用拇指和示指由上向下扪触输尿管进入膀胱的行径。如扪触到钳夹或缝扎部位紧靠输尿管时，应将该段输尿管游离，以便确认有无钳夹、缝扎或其他损伤的可能性。如输尿管损伤未能在术时发现，术后可因损伤方式和程度不同而有不同表现。双侧输尿管结扎术后即无尿；一侧输尿管结扎多表现为术后 3 天该侧腰痛，肾区叩痛伴畏寒、发热；输尿管切断或钳夹伤多在术后 1～3 天出现阴道漏尿。由输尿管被结扎或剥离缺血引起的尿瘘可晚至术后 1～3 周出现漏尿。排泄性尿路造影和膀胱镜检查有助于诊断患侧肾盂积水程度和输尿管损伤的部位，从而选择适当的治疗方案。

三、治疗

术中发现输尿管损伤应当即治疗，效果良好。输尿管完全断裂应作端-端吻合术或输尿管膀胱吻合术。部分断裂者可将创缘修整后进行缝合，此时应注意保护好尚未断裂的管壁，防止撕裂为完全断裂。单纯钳夹或缝扎可在去除钳夹或松解缝扎线结后，打开膀胱，逆行插入输尿管导管，留置 72 小时以促进愈合。如损伤严重，输尿管结扎处活力差，处理方法同输尿管断裂。

术后发现输尿管损伤应尽早手术修复，现多认为只要患者全身情况良好，虽然技术操作较难,但早期修复效果良好。由于 B 超和 CT 技术的进步,也有人主张先作经皮肾穿刺造瘘术以避免肾功能进一步损害,等待 3～4 个月后再进行延期修复。

目前妇产科采用的修复方法主要有下列几种。

(一)输尿管端-端吻合术

输尿管端-端吻合术适用于位置较高、距输尿管远端 5 cm 以上而缺损较少的输尿管损伤。操作要点:①适当游离输尿管邻近的损伤部位上下段,以期吻合后吻合口无张力。②切除输尿管损伤段后,将两断端分别剪开 2～3 mm,从而修整成铲形但方向相反的斜面。③将双"J"管插入输尿管作为支架,引流上端进入肾盂,下端进入膀胱,2～3 周后拔出。④用 5-0 人工合成可吸收缝合线缝合输尿管一端斜面尖端与另一端斜面底部缺口,分别打结;再分别用两端的缝线以 2 mm 间距连续缝合缺口两侧,关闭缺口,缝合时缝及的外面鞘膜层和肌层要多于黏膜,缝完一侧缺口后和另一端尾线打结。⑤取脂肪或大网膜覆盖吻合口。⑥在吻合口处置引流管,由侧腹壁引出腹壁外。3 天后无渗液即可拔除。

(二)输尿管膀胱吻合术

输尿管膀胱吻合术适用于输尿管远端 5 cm 以内的损伤。妇产科手术导致该处损伤最为多见,且采用此吻合法治疗的效果最好,操作要点:①游离输尿管,切除受损段。切除的远端用 7 号丝线结扎,近端剪开 2～3 mm,并修整成铲形斜面。暂用两根细丝线缝于近端斜面以备牵引。②适当游离膀胱外疏松结缔组织,使膀胱能稍上移以减少吻合后输尿管张力。③切开膀胱,在原输尿管膀胱内开口处稍上方打洞贯通膀胱壁,利用输尿管牵引丝线将输尿管近端引入膀胱内,拆去牵引线。④用 5-0 人工合成不吸收缝合线间断缝合输尿管全层与膀胱黏膜层,一般缝 6 针。注意防止输尿管扭曲。⑤在膀胱外用细丝线间断缝合,将输尿管鞘膜和浅肌层固定于膀胱肌壁,前后左右共缝 4 针,以缓解输尿管吻合口张力和促进其愈合。⑥安置耻骨上膀胱内导尿管引流,开放引流 14 天。⑦缝合膀胱切口,黏膜层用 2-0 可吸收缝合线连续或间断缝合,肌层和其外筋膜层可用细丝线间断缝合。⑧耻骨后膀胱外置烟卷引流,3 天后无渗液即可拔除。

(三)输尿管膀胱瓣吻合术

如输尿管损伤位置较高,可采用部分膀胱壁替代部分输尿管,但目前已极少采用此手术。方法:在膀胱前壁作宽 3 cm,长 4～5 cm 的梯形切口,底部保持与膀胱联系。将已游离的膀胱瓣用人工合成 5-0 可吸收缝合线分 2 层缝合形成膀胱瓣管。在输尿管导管插入膀胱瓣管和输尿管后,将输尿管断端与膀胱瓣管上端吻合。

(四)输尿管回肠、回肠膀胱吻合术

如输尿管下段坏死,粘连不易分离,可采用此吻合法,即游离一段回肠替代输尿管下段,再将回肠与膀胱吻合。但就妇产科而言,目前很少有采用此法的必要。

四、预防和处理

(一)妇科手术引起的尿瘘的术中预防和处理

每位进行盆腔手术的妇产科医师应了解如何进入腹膜后隙和辨认输尿管。从圆韧带开始,于骨盆入口处向两侧切开卵巢血管外侧的腹膜直至结肠。此区域不会损伤任何组织或引起出血。向内侧钝性分离卵巢及其血管,进入腹膜后隙。在非常肥胖、暴露不佳的妇女中,将示指放在腹膜后隙、拇指放在腹膜表面,通过两个手指间滑动感或咔嚓感辨认输尿管。一旦辨认,可以很容易用直角钳钝性分离,暴露输尿管至子宫动脉。开腹手术时在子宫动脉和膀胱间,可以用触摸和滑动感技术辨认输尿管。腹腔镜手术时,通常输尿管可以通过腹膜看到和一路跟踪,当不能看到时,可以用超声刀锐性分离,后腹膜辨认出输尿管并跟踪至手术部位。当腹腔镜术中使用向组织发送能量的器械时(如单极或双极电凝、超声刀、激光),手术医师应了解该器械的热损伤范围。虽然多数器械的平均热损伤范围约为 2 mm,但可能会达到 5 mm,所以在输尿管附近使用这些能量器械具有引起未发现的损伤和延期坏死的潜在可能性。

没有数据表明术前静脉肾盂造影、CT 或预防性放置输尿管支架可减少输尿管损伤的风险。

在妇科手术中,医师要对泌尿系统的损伤保持高度的警惕,了解输尿管的解剖结构,如遇盆腔内器官有解剖变异或广泛粘连,最好首先在髂血管分叉处暴露输尿管,然后沿其行径,向下追踪至盆腔段;下推膀胱时应注意解剖界限,避免损伤;当高位结扎骨盆漏斗韧带时,应先切开后腹膜,仔细游离卵巢动静脉,暴露输尿管,再行高位缝扎;输尿管不可广泛游离,以尽量保留输尿管的血供,同时要避免损伤输尿管外鞘膜。术中出血时,应冷静对待切忌在出血点盲目大块钳夹或缝扎。如为动脉出血,应在血管近端加压,并用吸管吸净积血后,认清出血点,钳夹后缝扎止血。

对可疑的膀胱损伤,在术中做亚甲蓝充盈膀胱检查或膀胱镜检查,有利于及

时发现和处理,避免术后出现尿瘘。对可疑的输尿管损伤和缺血,术中置入输尿管支架有利于预防术后输尿管瘘的发生。

(二)术后尿瘘的诊断和处理

术后出现阴道大量排液、大量腹腔引流液、腹膜刺激征时,应立即检查腹腔引流液或阴道排液的肌酐水平,当肌酐水平比血液中的水平明显增加,接近尿肌酐水平时,可以诊断为尿瘘。膀胱镜、亚甲蓝试验、静脉肾盂造影有助于了解瘘口位置、有无肾盂积水、输尿管瘘。在保护肾脏功能的前提下,可以首先尝试保守治疗。输尿管瘘在膀胱镜下置入输尿管双"J"管,膀胱瘘保持尿管持续开放,一般可以自行愈合。输尿管双"J"管一般在术后 2~3 个月取出。但对于成功置入输尿管支架的患者,术后有发生继发性输尿管狭窄的可能。需随访患者泌尿系统的B超和肾功能,以及时发现和处理,避免发生肾积水、肾功能受损和肾无功能。当双"J"管置入困难,置入后症状不能缓解,保守治疗无效时,需手术治疗。

(三)输尿管瘘的外科手术修复时机

目前存在争论,有人主张早期修复,亦有人建议最好于瘘发生 3 个月后进行修复。主张延迟修复的理由包括输尿管血液循环状况得到改善和瘘可能自行愈合。非手术处理及过久延迟手术的潜在危险是引流不畅或完全的输尿管梗阻而导致肾功能的丧失。有学者主张早期修复,即发现后立即修复,认为延迟修复与早期修复的成功率相等,而患者在等待修复期间存在患侧肾功能受损的危险。在等待期间,阴道漏尿通常带来不必要的心理痛苦和经济损伤。手术时机还取决于手术范围,输尿管损伤的时间、部位和程度,盆腔组织情况及患者一般状态。如存在梗阻,且不能及时手术,放置输尿管支架不成功,行肾造瘘是避免肾功能损害和丧失的有效措施。由妇科手术引起的输尿管阴道瘘多发生于输尿管的下1/3、髂血管下方,对这种部位瘘的处理多数采用输尿管膀胱再吻合术及抗反流术。

妊娠并发症

第一节　异位妊娠

受精卵在子宫体腔以外的部位着床称为异位妊娠,亦称宫外孕。根据受精卵种植部位的不同,异位妊娠可分为输卵管妊娠、宫颈妊娠、卵巢妊娠、腹腔妊娠、阔韧带妊娠等,其中以输卵管妊娠最为常见,占 95%～98%。异位妊娠是妇产科较为常见的急腹症,发病率为 1.5%～2%,异位妊娠引起的出血是妊娠早期母体死亡的主要原因,在所有与妊娠相关的死亡中占 4%～10%。既往异位妊娠史是患者再发此病的主要高危因素之一。研究提示,曾发生过异位妊娠的患者,再次妊娠发生此病的风险上升了 7～13 倍,而 2 次异位妊娠史患者再次发生异位妊娠的风险上升约 76 倍。

一、病理

管腔内发现绒毛是输卵管妊娠的病理特征,2/3 的病例用肉眼或显微镜可以发现胚胎。

(一)受精卵着床在输卵管内的发育特点

受精卵着床后,输卵管壁出现蜕膜反应,但由于输卵管腔狭小,管壁较薄,缺乏黏膜下层,蜕膜形成较差,不利于胚胎发育,往往较早发生输卵管妊娠流产;输卵管血管分布不利于受精卵着床发育,胚胎滋养细胞往往迅速侵入输卵管上皮组织,穿破输卵管小动脉,小动脉压力较绒毛血管高,故血液自破口流入绒毛间;同时,输卵管肌层不如子宫肌层厚而坚韧,滋养细胞容易侵入,甚至穿透输卵管壁而引起输卵管妊娠破裂。

(二)输卵管妊娠的变化与结局

1.输卵管妊娠流产

输卵管妊娠流产发生概率取决于胚胎种植部位,多发生在 8~12 周的输卵管壶腹部妊娠。囊胚向管腔内生长,出血时可导致囊胚与管腔分离;若整个囊胚剥离落入管腔并经输卵管逆蠕动排出到腹腔,即形成输卵管妊娠完全流产,出血一般不多;若囊胚剥离不完整,则为输卵管妊娠不全流产,部分组织滞留管腔,滋养细胞可继续侵蚀输卵管导致反复出血,形成输卵管血肿或输卵管周围血肿,血液积聚在直肠子宫陷凹而形成盆腔积血,血量多时可流向腹腔。

2.输卵管妊娠破裂

输卵管妊娠破裂多见于输卵管峡部妊娠,破裂常发生在妊娠 6~8 周。囊胚生长时绒毛向管壁方向侵蚀肌层及浆膜引起输卵管妊娠破裂,妊娠物流入腹腔也可破入阔韧带形成阔韧带妊娠。破裂所致的出血远较输卵管妊娠流产剧烈,短期内即可发生大量腹腔内出血使患者休克;亦可反复出血,在盆腔与腹腔内形成血肿。输卵管间质部妊娠较壶腹部妊娠发生率低,一旦发生后果严重,几乎全为输卵管妊娠破裂。输卵管间质部为嵌入子宫肌壁的输卵管近端部分,管腔周围子宫肌层较厚,因此可维持妊娠到 3~4 个月发生破裂,短时间内导致失血性休克。

3.继发性腹腔妊娠

输卵管妊娠流产或破裂后,囊胚从输卵管排出到腹腔或阔韧带内多已死亡,偶有存活者,若其绒毛组织排至腹腔后重新种植而获得营养,可继续生长发育形成继发性腹腔妊娠。输卵管妊娠流产或破裂后,出血逐渐停止,胚胎死亡后被血块包裹形成盆腔血肿,血肿不消散,随后机化并与周围组织粘连,临床上称陈旧性异位妊娠。

4.持续性异位妊娠

随着临床医师对异位妊娠早期诊断的重视,早期未破裂的异位妊娠患者要求保留患侧输卵管比例逐渐增多,保守性手术机会增加,若术中未完全清除胚囊或残留有存活的滋养细胞而继续生长,导致术后血 β-HCG 不降或反而上升,称为持续性异位妊娠。在组织学上,残留的绒毛通常局限在输卵管肌层,滋养细胞腹膜种植也可能是持续性异位妊娠的原因。腹腔镜下输卵管造口术后持续性异位妊娠的发生率为 3%~30%,开腹手术则为 3%~5%。持续性异位妊娠的高危因素包括停经时间短、孕龄小、异位妊娠病灶的体积较小、盆腔粘连、术前 HCG 水平过高。所以,实施了输卵管保守手术的患者,术后仍需严密随访 β-HCG(比如每 3 天 1 次),必要时可联合应用甲氨蝶呤(MTX)化疗(由于持续存在的滋养细胞可能不只局限于输卵管),如术后随访期间出现腹腔内出血征象,应仔细分析临床指征,必要时需再次手术探查(再次输卵管造口或者更常用的输卵管切除术)。

5.子宫及内膜的变化

无论妊娠的位置如何,子宫会对卵巢和胎盘产生的妊娠相关激素起反应。异位妊娠的子宫常增大变软,月经停止来潮,这是因为滋养细胞产生的 HCG 维持黄体生长,使甾体激素分泌增加、血供增加。子宫内膜出现蜕膜反应(最常见,约占 42%),但蜕膜下的海绵层及血管系统发育较差。若胚胎受损或死亡,滋养细胞活力下降或消失,蜕膜自宫壁剥离而发生阴道流血。内膜除呈蜕膜改变外,也可因为胚胎死亡、绒毛及黄体分泌的激素下降、新的卵泡发育,而呈增生期(约占 12%)或分泌期(约占 22%)改变。有时可见 Arias-Stell(A-S)反应,为子宫内膜腺体局部增生和过度分泌的反应,细胞核增大、深染且形态不规则,是由甾体激素过度刺激引起,对诊断有一定的价值。

二、临床表现

典型异位妊娠的三联症是停经、腹痛及不规则阴道流血。该组症状只出现在约 50% 的患者中,而且在异位妊娠破裂患者中最为典型。随着临床医师对异位妊娠的逐渐重视,特别是经阴道 B 超联合血 HCG 的连续监测,被早期诊断出来的异位妊娠越来越多。

(一)症状

1.停经

需要注意的是有 25% 的异位妊娠患者无明显停经史。当月经延迟几天后出现阴道流血时,常被误认为是正常月经。所以,医师应详细询问平素月经状况,末次月经及本次不规则流血的情况,同既往月经比较是否有所改变。若存在不规则阴道流血伴或不伴腹痛的生育期妇女,即使无明显停经史也不能除外异位妊娠。

2.阴道流血

阴道流血常表现为短暂停经后不规则阴道流血,一般量少、呈点滴状暗红或深褐色。也有部分患者量多,似月经量,约 5% 的患者有大量阴道流血,但大量阴道流血更接近不完全流产的临床表现。胚胎受损或死亡导致 HCG 下降,卵巢黄体分泌的激素难以维持蜕膜生长而发生剥离出血,5%~10% 的患者可排出子宫蜕膜管型,排出时的绞痛如同自然流产时的绞痛。

3.腹痛

腹痛是最常见的主诉,但疼痛的程度和性质差异很大,没有可以诊断异位妊娠的特征性疼痛。疼痛可以是单侧或者双侧,可以是钝痛、锐痛或者绞痛,可以是持续性的或间断性的。未破裂时,增大的胚胎使膨胀的输卵管痉挛或逆行蠕动,可致患侧出现隐痛或胀痛;破裂时可致突发患侧下腹部撕裂样剧痛甚至全腹疼痛;血液积聚在直肠子宫陷凹可出现里急后重感;膈肌受到血液刺激可以引起胸痛及肩背部疼痛(Danforth 征)。

(二)体征

体格检查应包括生命体征的评估、腹部及盆腔的检查。一般而言,破裂和出血前的体征是非特异性的,生命体征往往也比较平稳。

1.生命体征

部分患者因为急性出血及剧烈腹痛而处于休克状态,表现为面色苍白、脉细弱、肢冷、血压下降等。体温一般正常,休克时略低,积血吸收时略高,<10%的患者可有低热。另外,部分患者有胃肠道症状,约一半的患者有晕眩或轻微头痛。

2.腹部及盆腔检查

腹部可以没有压痛或者轻度压痛,伴或不伴反跳痛。内出血多时可见腹部隆起,全腹压痛和反跳痛,但压痛仍以患侧输卵管处为甚,出血量大时移动性浊音阳性,肠鸣音减弱或消失。子宫可以轻度增大,与正常妊娠表现相似,可以有或者没有宫颈举痛。在约一半的病例中可触及附件包块,但包块的大小、质地和压痛可以有很大的差异,有时触及的包块可能是黄体而不是异位妊娠病灶。

三、诊断

因临床表现多种多样,从无症状到急性腹痛和失血性休克,故异位妊娠的诊断比较复杂。根据症状和体征,典型的异位妊娠较容易诊断,对于不典型的异位妊娠患者临床不易诊断,需要科学、合理地应用各种辅助诊断方法。

(一)B超检查

对于可疑异位妊娠患者,应选择经阴道超声作为首要检查手段,其在评估盆腔内结构方面优于经腹超声,误诊率为 10%。输卵管妊娠的典型超声图像:子宫内不见孕囊,若异位妊娠胚胎未受损,蜕膜未剥离则内膜可以增厚,但若已有阴道流血,子宫内膜并不一定增厚;附件区见边界不清、回声不均匀的混合性包块,有时可见附件区孕囊、胚芽及心管搏动,此为输卵管妊娠的直接证据(只见于

10%～17%的病例中);直肠子宫陷凹处有积液。

在妊娠早期,几乎所有病例均可通过经阴道超声与血清中人绒毛膜促性腺激素联合检查得到确定诊断,准确地解释超声结果需要结合 HCG 的水平(超声可识别阈值,即 HCG 临界区,是基于孕囊可见与 HCG 水平之间的相关性,具有重要的诊断意义,它被定义为水平在其之上如果确实存在宫内妊娠,则超声检查应该能够看到孕囊的血清 HCG 水平)。在大多数医疗机构中,经阴道超声检查(TVS)时,该血清 HCG 水平为 1 500 U/L 或 2 000 U/L;经腹部超声检查时,该水平更高(6 500 U/L)。当血清 HCG 超过 6 500 U/L,所有经腹超声均可见存活的宫内妊娠,若宫内看不见妊娠囊提示存在异位妊娠的可能性,而 HCG 水平在超声可识别范围内看见宫内妊娠囊也是异常的,提示可能是宫内妊娠失败或者异位妊娠的假孕囊。需要注意的是 HCG 的水平与胚囊种植的部位没有相关性,不管 HCG 的水平多高,只要超声未见宫内妊娠就不能排除异位妊娠的可能性。

将 2 000 U/L 而不是 1 500 U/L 设定为临界区的阈值可以将干扰可存活的宫内妊娠(如果存在)的风险降到最低,但是会增加异位妊娠延迟诊断的概率。血清 HCG 浓度高于临界区水平而超声下未见宫内孕囊强烈提示异位妊娠或者无法存活的宫内妊娠;但 HCG 浓度低于临界区水平时超声下未见孕囊无诊断价值,可能提示早期可存活宫内妊娠或异位妊娠或不能存活的宫内妊娠。这种情况被称为"未知部位妊娠",并且有 8%～40% 的患者最终均诊断为异位妊娠。临界区取决于超声医师的技术、超声检查设备的质量、患者的身体因素(如子宫肌瘤、多胎妊娠)及所使用的 HCG 检测方法的实验室特性。

(二)妊娠试验

β-HCG 的定量检测是异位妊娠诊断的基石,但是 β-HCG 若为阴性也不能完全排除异位妊娠,也有陈旧性异位妊娠的可能性,需要结合其他辅助检查。

1.尿 HCG

这种定性试验在 HCG 25 U/L 水平及以上能测出阳性结果,对妊娠的敏感性和特异性是 99%,可提供经济、快速有用的结果。需要注意的是异位妊娠因为胚胎发育差,时常出现弱阳性的结果,需要与宫内妊娠流产相鉴别。

2.血清 HCG

如果发生妊娠,早在黄体生成素(LH)激增后 8 天即可在血清和尿液中检测到 HCG。正常宫内妊娠时,HCG 的浓度在妊娠 41 天前呈曲线形上升(每 48 小时至少升高 66%,平均倍增时间为 1.4～2.1 天),其后上升速度变缓,直至妊娠第 10 周左右达到高峰,然后逐渐下降,在中晚期妊娠时达到稳定水平。

异位妊娠、宫内妊娠流产及少部分正常宫内妊娠的患者血 HCG 水平有交叉重叠,因此单次测定仅能确定是否妊娠,而不能区别是正常妊娠还是病理妊娠。大多数的异位妊娠由于着床部位的血供不良,血清 HCG 的上升较正常宫内妊娠缓慢,倍增时间可达 3～8 天,48 小时不足 66%。需要注意的是每48 小时测定血 β-HCG 值,约 85% 的正常宫内妊娠呈正常倍增,另外的 15% 增加值不足 66%,可存活的宫内妊娠有记录的 48 小时 β-HCG 浓度最小升高(第99 百分位数)53%。而有 13%～21% 的异位妊娠患者 β-HCG 在 48 小时内可上升 66%。若每 48 小时 β-HCG 升高<66%,24 小时<24% 或 β-HCG 持平或下降,均应考虑异常宫内妊娠或异位妊娠,若超声未见宫内妊娠,可考虑手术介入包括诊断性刮宫或行腹腔镜检查术以排除异位妊娠。

现已将血清 β-HCG 水平达到 1 500～2 000 U/L 称为经阴道超声分辨阈值(经腹部超声为 6 000～6 500 U/L)。若血清 β-HCG 水平达到上述阈值但经阴道超声未能见宫内妊娠,那么几乎可以百分之百排除正常宫内妊娠,需高度怀疑病理性妊娠(异位妊娠或是宫内妊娠流产)。若 β-HCG 水平未达到该阈值,经阴道超声也未见宫内孕囊,那么宫内早孕、异位妊娠均有可能,随后需每 2 天随访 β-HCG水平,一旦达到阈值须结合超声复查,如果阴道超声未显示宫内妊娠却发现了附件区包块,异位妊娠的可能性就比较大。

需要注意的是,血 β-HCG 的半衰期为 37 小时,随访中的 β-HCG 波动水平可反映滋养细胞的活力,如果 48 小时内的下降水平<20% 或 7 天内下降<60%,那么基本可排除完全流产,而需要考虑不完全流产或异位妊娠。另外,对于多胎妊娠来说尚无经证实的阈值水平,有报道提示多胎妊娠时血清 β-HCG 水平可能需要达到 2 300 U/L,经阴道超声才能分辨宫内妊娠。

3.血清孕酮值

虽然单次孕酮水平不能诊断异位妊娠,但能预测是否为异常妊娠(宫内妊娠流产或异位妊娠)。一般而言,正常宫内妊娠的血清孕酮水平比异位妊娠及即将流产的宫内妊娠要高。血清孕酮水平≥25 ng/mL 的妇女中 97.5% 为正常的宫内妊娠,但那些使用辅助生育技术而妊娠的女性,她们的血清孕酮水平通常较高。<2% 异位妊娠和<4% 异常宫内妊娠患者血清孕激素水平≥25 ng/mL,仅有约 0.3% 的正常妊娠的孕酮值低于 5 ng/mL。≤5 ng/mL 作为异常妊娠的预测值,其敏感性为 100%,因此较低的孕酮值可提示宫内妊娠流产或异位妊娠。

4.其他内分泌标记物

为了能早期诊断异位妊娠,人们研究了大量的内分泌和蛋白标记物。

(1)雌二醇:从受孕开始直到孕 6 周,雌二醇(E_2)水平缓慢增加,与正常妊娠相比,异位妊娠中雌二醇水平明显降低,但在正常和异位妊娠之间雌二醇水平有部分重叠。

(2)肌酸肌酶:母体血清肌酸肌酶曾被研究用来作为诊断异位妊娠的标记物。有研究提示,与稽留流产或者正常宫内妊娠相比,母体血清肌酸肌酶水平在所有输卵管妊娠患者中显著升高。

(3)松弛素:是一种蛋白激素,只来源于妊娠黄体,孕 4~5 周时出现在母体血清中,孕 10 周达高峰,随后逐渐下降直至孕足月。与正常宫内妊娠相比,异位妊娠和自然流产患者体内松弛素的水平明显降低。

5.后穹隆穿刺

后穹隆穿刺曾被广泛用于诊断有无盆腹腔出血,穿刺得到暗红不凝血者为阳性,异位妊娠破裂的可能性很大。然而,随着 HCG 检测和经阴道超声的应用,行后穹隆穿刺的患者越来越少了。对早期未破裂型异位妊娠腹腔出血不多,后穹隆穿刺协助诊断意义不大,甚至宫内妊娠有时也会出现阳性结果,其他的腹腔内出血情况还有黄体出血、腹腔其他脏器的破裂、滤泡出血、经血倒流等。但当有血肿形成或粘连时,抽不出血液也不能否定异位妊娠的存在。既往有输卵管炎和盆腔炎的患者可由于子宫直肠陷凹消失而使后穹隆穿刺效果不满意。另外,后穹隆穿出脓性液体提示感染相关疾病,如输卵管炎、阑尾炎等。

6.诊断性刮宫

诊断性刮宫是帮助诊断早期未破裂型异位妊娠的一个很重要的方法,可以弥补血清学检查及超声检查的不足。其主要目的在于发现宫内妊娠,尤其是滋养细胞发育较差,β-HCG 倍增不满意及超声检查未发现明显孕囊的先兆流产或难免流产等异常妊娠。此类妊娠和异位妊娠临床表现很相似,所以对可疑患者可行诊断性刮宫术,刮出物肉眼检查后送病理检查。若找到绒毛组织,即可确定为宫内妊娠,无须再处理。若刮出物未见绒毛组织,刮宫术次日测定血 β-HCG 水平无明显下降或继续上升则诊断为异位妊娠,诊断性刮宫后 12 小时血 HCG 下降<15%,异位妊娠的可能性较大。

7.腹腔镜诊断

腹腔镜诊断是异位妊娠诊断的金标准,诊断准确性可达 99%,适用于输卵管妊娠未流产或未破裂时的早期诊断及治疗。但腹腔镜诊断毕竟是一种有创性检查,费用也较昂贵,不宜作为诊断异位妊娠的首选方案,而且对于极早期异位妊娠,由于胚胎较小、着床部位输卵管尚未膨大,可能会导致漏诊。

8.其他

血红蛋白和血球比积连续测定是有帮助的,在观察的最初数小时血红蛋白和血球比积下降较最初读数更重要。白细胞计数:50%的异位妊娠患者白细胞计数正常,但也有升高。

四、鉴别诊断

(一)黄体破裂

无停经史,在黄体期突发一侧下腹剧痛,可伴肛门坠胀,无阴道流血。子宫正常大小、质地中等,一侧附件压痛,后穹隆穿刺可抽出不凝血,β-HCG 阴性。

(二)流产

停经、阴道流血与异位妊娠相似,但腹痛位于下腹正中,腹痛呈阵发性胀痛,一般无宫颈举痛,有时可见绒毛排出。子宫增大变软,宫口松弛,若存在卵巢黄体囊肿可能混淆诊断,B 超可见宫内孕囊。

(三)卵巢囊肿蒂扭转

既往有卵巢囊肿病史,突发一侧下腹剧痛,可伴恶心、呕吐,无阴道流血及肛门坠胀感。子宫大小正常,患侧附件区可触及痛性包块,HCG 阴性,B 超可见患侧附件区肿块。

(四)卵巢子宫内膜异位囊肿破裂

有内膜异位症史,突发一侧下腹痛,伴肛门坠胀感,无阴道流血,宫骶韧带可触及痛性结节。B 超可见后穹隆积液,穿刺可能抽出巧克力样液体。

(五)急性阑尾炎

无停经及阴道流血史,典型表现为转移性右下腹痛,伴恶心、呕吐、白细胞计数升高,麦氏点压痛、反跳痛明显。

(六)盆腔炎症

可能有不洁性生活史,表现为发热、下腹部持续性疼痛、白细胞计数升高。下腹有压痛,有肌紧张及反跳痛,阴道灼热感,可有宫颈举痛。附件区增厚感或有包块,后穹隆可抽出脓液。一般无停经及阴道流血史,HCG 阴性。

(七)其他

异味妊娠还需与功能失调性子宫出血、胃肠炎、尿路感染、痛经、泌尿系统结石等相鉴别。

五、治疗

绝大部分的异位妊娠患者都需要进行内科或者外科治疗,应根据病情缓急,采取相应的处理。

(一)非手术治疗

随着辅助检查技术的提高和应用,越来越多的异位妊娠患者可以在未破裂前得到诊断,为非手术治疗创造了条件和时机。

1.期待治疗

一部分异位妊娠患者胚胎活性较低,可能发生输卵管妊娠流产或者吸收,使得期待治疗成为可能。美国妇产科医师学会建议的筛选标准为:①经阴道超声未显示孕囊,或显示疑似异位妊娠的宫外包块;②HCG 浓度<200 U/L 且逐渐下降(第 3 次测量值低于第 1 次测量值)。2016 年英国皇家妇产科医师学会异位妊娠诊断和治疗的指南提出:若患者 B 超提示输卵管妊娠,HCG 浓度<1 500 mU/mL 且逐渐下降,在充分知情同意且能定期随访的前提下,可以考虑期待治疗。而国内选择期待治疗的指征为:①患者病情稳定,无明显症状或症状轻微;②B 超检查包块直径<3 cm,无胎心搏动;③腹腔内无出血或出血少于100 mL;④血 β-HCG<1 000 U/L 且滴度 48 小时下降>15%。若存在输卵管破裂的危险因素(如腹痛不断加重)、血流动力学不稳定、不愿或不能依从随访或不能及时就诊,则不宜期待治疗。

期待治疗在不明部位妊娠的治疗中具有重要意义,避免了对宫内妊娠及可疑异位妊娠患者的过早介入性干预,避免了药物治疗及手术操作对盆腔正常组织结构的干扰。

在严格控制期待治疗指征的前提下(患者须充分知晓并接受期待治疗的风险),其成功率约为 70%(有报道成功率为 48%～100%),但即使 β-HCG 初值较低,有下降趋势,仍有发生异位妊娠破裂、急症手术甚至开腹手术的风险,需引起医师和患者的注意。在观察中,若发现患者血 β-HCG 水平下降不明显或又升高者或患者出现内出血症状,应及时改行药物治疗或手术治疗。对部分患者而言,期待治疗是可供临床选择的一种方法。有报道提示期待治疗后,宫内妊娠率为50%～88%,再次异位妊娠率为 0～12.5%。

2.药物治疗

前列腺素、米非司酮、氯化钾、高渗葡萄糖及中药天花粉等都曾用于异位妊娠的治疗,但得到广泛认可和普遍应用的还是甲氨蝶呤。MTX是叶酸阻滞剂,能抑制四氢叶酸生成而干扰脱氧核糖核酸(DNA)中嘌呤核苷酸的合成,使滋养细胞分裂受阻,胚胎发育停止而死亡,是治疗早期输卵管妊娠安全可靠的方法,可以全身或局部给药。MTX的治疗效应包括腹痛或腹痛加重(约有 2/3 的患者出现此症状,可能是由于药物对滋养层细胞的作用,通常这种腹痛不会特别剧烈,持续 24~48 小时,不伴随急腹症及休克症状,需与异位妊娠破裂相鉴别),用药后 1~3 天可出现血 HCG 一过性增高及阴道点滴状流血。

(1)适应证和禁忌证:国内曾将血 β-HCG<2 000 U/L、盆腔包块最大直径<3 cm作为MTX治疗的适应证,但临床实践表明,部分超出上述指征范围进行的治疗仍然取得了良好的疗效。国内选择药物治疗常用标准为:①患者生命体征平稳,无明显腹痛及活动性腹腔内出血征象;②诊断为未破裂或者未流产的早期输卵管妊娠;③血 β-HCG<5 000 U/L,连续 2 次测血 β-HCG 呈上升趋势者或 48 小时下降<15%;④异位妊娠包块最大直径<4 cm,且未见原始心管搏动;⑤某些输卵管妊娠经保守性手术后,可疑绒毛残留;⑥其他部位的异位妊娠(宫颈、卵巢、间质或宫角妊娠);⑦血红细胞、白细胞、血小板计数正常,肝肾功能正常。在使用 MTX 前需行血常规、肝肾功能、血型(包括 Rh 血型)的检查,若有肺部疾病史,则需行胸片检查。需要注意的是,MTX 治疗的患者必须要有良好的依从性,能进行随访监测,且因 MTX 能影响体内所有能快速分裂的组织,包括骨髓、胃肠道黏膜和呼吸上皮,因此它不能用于有血液系统恶病质、胃肠道疾病活跃期和呼吸系统疾病的患者。

(2)用药方法:①静脉注射的剂量采用单次给药,不需用解毒药物,但由于不良反应大,现极少应用。②MTX 局部用药临床应用较少,腹腔镜直视下或在超声引导下穿刺输卵管妊娠囊,吸出部分囊液后,将药液注入;宫颈妊娠患者可全身加局部治疗,用半量 MTX 肌内注射,另经阴道超声引导下在宫颈妊娠囊内抽出羊水后局部注射 MTX。此外,当宫内、宫外同时妊娠时,在超声引导下向异位孕囊或胎儿注射 KCl,治疗异位妊娠安全有效,在祛除了异位妊娠的同时,保存了正常的宫内妊娠和完整的子宫。

(二)手术治疗

手术治疗的指征包括血流动力学不稳定;即将发生或已发生的异位妊娠包块破裂;药物保守治疗失败;患者不能或不愿意依从内科治疗后的随访;患者无法及时到达医疗机构行输卵管破裂的处理。

手术方式取决于有无生育要求、输卵管妊娠部位、包块大小、内出血程度及输卵管损害程度、对侧输卵管状况、术者技术水平及手术设施等。

1.根治性手术

患侧输卵管切除术为最基本最常用的根治性手术,对破裂口大、出血多、无法保留的输卵管异位妊娠,有子女、对侧输卵管正常、妊娠输卵管广泛损害或在同条输卵管复发的异位妊娠及想要绝育的患者,可行此术,以间质部妊娠及严重内出血休克者尤为适合。从输卵管峡部近端开始,逐渐电凝并切断输卵管系膜,直至伞端,即可自子宫上切除输卵管。虽彻底清除了病灶,但同时切断了输卵管系膜及卵巢之间的血液循环,使卵巢的血液供应受到影响,其影响程度的大小,还有待于临床的进一步研究。而输卵管部分切除术是在包含妊娠物的输卵管的近远两端、自对系膜缘向系膜逐渐充分电凝并切除该部分的病变输卵管,并将下方的输卵管系膜一并切除。此术式在清除病灶的同时,还保留了输卵管、系膜与卵巢之间的血液循环,对卵巢的血液供应影响较小,若剩余的输卵管足够长还可以行二期吻合术。

2.保守性手术

凡输卵管早期妊娠未破裂并且妊娠病灶<5 cm,对侧输卵管缺如或阻塞(粘连、积水、堵塞)及要求保留生育功能者可考虑行保守性手术。但能否施行保守性手术还取决于孕卵植入部位(输卵管间质部妊娠一般不选择保守性手术)、输卵管破损程度和以前输卵管存在的病变。如输卵管有明显癌变或解剖学改变,陈旧性输卵管妊娠部位有血肿形成或积血,严重失血性休克者均列为禁忌证。

(1)经腹手术:①输卵管线形切开取胚术主要适用于妊娠物种植于输卵管壶腹部者。在输卵管系膜的对侧,自妊娠物种植处,沿输卵管长轴表面最肿胀薄弱纵向线性切开各层组织,长度约2 cm,充分暴露妊娠物,取净妊娠物,勿搔刮、挤压妊娠组织。若输卵管破裂,出血活跃时亦可先电凝输卵管系膜内血管,再取妊娠物。可用3/4个"0"肠线间断缝合管腔2~3针以止血,也可不缝合,管腔或切缘出血处以双极电凝止血待其自然愈合,称为开窗术。②输卵管伞端妊娠囊挤出术主要适用于妊娠囊位于输卵管伞端或近输卵管伞端,沿输卵管走行,轻轻压输卵管,将妊娠物自输卵管伞端挤出,用水冲洗创面看清出血点,用双极电凝止血,此术式有时可能因残留而导致手术失败。③部分输卵管切除+端端吻合术较少应用。具体操作步骤:分离输卵管系膜,将妊娠物种植处的部分输卵管切除,然后通过显微手术,行端-端吻合术。

(2)腹腔镜下手术:是目前异位妊娠的首选手术方式,手术方式主要包括以下两种。

输卵管线性造口/切开术:适用于未破裂的输卵管壶腹部妊娠。于输卵管对系膜缘,自妊娠物种植处,沿输卵管长轴表面最肿胀薄弱处,纵行做"内凝"形成一 2~3 cm 长的"内凝带"(先凝固后切开,以免出血影响手术野的清晰),已破裂的输卵管妊娠,则从破口处向两端纵行延长切开,切口的长度略短于肿块的长度。输卵管一旦切开妊娠产物会自动向切口外突出或自动滑出,钳夹输卵管肿块两端轻轻挤压,妊娠产物会自然排出,有时需要借助抓钳来取出妊娠物,清除妊娠产物及血凝块,冲洗切口及输卵管腔,凝固切缘出血点止血,切口不缝合。操作中应当避免用抓钳反复搔抓输卵管腔,这样会损伤输卵管黏膜和导致止血困难,还应避免对管腔内的黏膜进行过多的凝固止血操作,这样会导致输卵管的功能丧失。输卵管峡部妊娠时输卵管内膜通常受损较重,行输卵管线性造口/切开术效果欠佳,术后再次发生异位妊娠的概率高,故线性造口/切开术不是输卵管峡部妊娠的首选手术方式,可选择输卵管部分切除或全切术。

输卵管伞部吸出术/挤压术或切开术:若孕囊位于输卵管伞端,可考虑应用此术式。用负压吸管自伞端口吸出妊娠组织,或夹持输卵管壶腹部顺次向伞部重复挤压数次,将妊娠产物及血凝块从伞部挤出,然后冲洗输卵管伞部将血凝块清除,此术式操作简单,但可引起出血、输卵管损伤、持续性输卵管妊娠,术后再次发生异位妊娠的可能性高。对于 HCG<200 U/L 的陈旧性输卵管伞部妊娠,采用此术式是可行的,对 HCG>500 U/L 的患者,术中或术后应给予 MTX 等化学药物治疗。伞部妊娠的腹腔镜保守治疗更多的是采用伞部切开术。用无损伤钳固定输卵管伞部,将电凝剪刀的一叶从伞部伸入输卵管内,于输卵管系膜的对侧缘剪开输卵管,切口的长度以妊娠着床部位暴露为限。钳夹清除妊娠产物及血凝块,电凝切缘止血,冲洗输卵管伞及黏膜,切开的伞部不缝合。

无论采取何种术式,术中均应将腹腔内的出血洗净、吸出,不要残留凝血块及妊娠胚胎组织。在手术进行过程中,用生理盐水边冲洗边操作,既利于手术又有预防粘连的作用,必要时给予病灶处局部注射 MTX。为减少术中出血,可将 20 U 垂体后叶素以等渗盐水稀释至 20 mL 注射于异位妊娠部位下方的输卵管系膜,误入血管可致急性动脉高压和心动过缓,故回抽无血方可注射。

术后可给予米非司酮 25 mg,2 次/天,口服 3~5 天,防止持续性异位妊娠。

(3)术后随访:手术切除异位妊娠物后,需每周检测 HCG 水平直到正常,这对接受保守性手术的患者尤为重要。一般术后 2~3 周 HCG 水平可恢复至正常,但部分病例可长达 6 周。术后 72 小时 HCG 水平下降少于 20% 提示可能存在妊娠组织残留,大多数情况为滋养细胞组织残留,极少数情况下亦可能是存在未被发现的多部位异位妊娠。初始 HCG 水平<3 000 U/L 的患者术后发生持续性异位妊娠的可能性很小。若存在输卵管积血直径>6 cm,HCG 水平高于20 000 U/L,腹腔积血超过 2 L,则术后发生持续性异位妊娠的可能性很大。

六、其他类型的异位妊娠

(一)宫颈妊娠

宫颈妊娠是指受精卵种植在组织学内口水平以下的宫颈管内,并在该处生长发育,占异位妊娠的 1%～2%,属于异位妊娠中罕见且危险的类型。

宫颈妊娠的病因尚不明确,目前认为主要有以下原因。

(1)受精卵运行过快或发育过缓,子宫内膜成熟延迟,或子宫平滑肌异常收缩。

(2)人工流产、剖宫产或引产导致子宫内膜病变、缺损、瘢痕形成或粘连,或宫内节育器的使用,都可干扰受精卵在子宫内的着床。

(3)体外受精-胚胎移植等助孕技术的宫颈管内操作导致局部的病理改变。

(4)子宫发育不良、内分泌失调、子宫畸形或子宫肌瘤导致宫腔变形。临床表现多为停经后出现阴道流血或仅为血性分泌物,可突然大量、无痛性的流血危及生命,不足 1/3 的患者可出现下腹痛或痛性痉挛,疼痛但不伴出血很少见。体格检查:宫颈膨大呈圆锥状,蓝紫色,变软,宫颈外口可能是张开的,外口边缘薄,显示呈蓝色或紫色的妊娠组织,内口紧闭,无明显触痛,而子宫正常大小或稍大,硬度正常,这种表现被称为"沙漏状"子宫。

宫颈妊娠的超声诊断准确率约为 87%,超声检查的诊断标准:①子宫体正常或略大,宫腔空虚,子宫蜕膜较厚;②宫颈管膨大如球状,与宫体相连呈沙漏状("8"字形);③宫颈管内可见完整的孕囊,有时还可见到胚芽或原始心管搏动,如胚胎已死亡则回声紊乱;④宫颈内口关闭,胚胎不超过宫颈内口或子宫动脉平面以下。宫颈妊娠若未得到早期诊断,或由于误诊而行刮宫术,都极可能发生致死性的阴道大量流血,从而不得不切除子宫,使患者丧失生育能力,甚至导致患者死亡。

确诊后根据阴道流血情况及血流动力学稳定与否采用不同的方法。

流血量少或无流血:可选择药物保守治疗,成功率约为 95.6%,首选 MTX全身用药,方案见输卵管妊娠;或经宫颈注射于胚囊内。应用 MTX 后应待血HCG 明显下降后再行刮宫术,否则仍有大出血的可能。

流血量多或大出血:需在备血后操作,可刮除宫颈管内胚胎组织,纱条填塞或小水囊压迫创面止血,或直视下切开宫颈剥除胚胎管壁,重建宫颈管;宫腔镜下吸取胚胎组织,创面电凝止血或选择子宫动脉栓塞,同时使用栓塞剂和 MTX,如发生失血性休克,应积极纠正休克,必要时应切除子宫挽救患者生命。

(二)卵巢妊娠

卵巢妊娠是指受精卵在卵巢组织内着床和生长发育,是较罕见的异位妊娠,占异位妊娠的 0.5%~3%,近年来发病率呈上升趋势。

与输卵管妊娠相反,盆腔炎性疾病史或使用 IUD 并不增加卵巢妊娠的风险,从某种意义上来说,卵巢妊娠似乎是与不孕或反复异位妊娠史不相关的随机事件。临床表现与输卵管妊娠极为相似,表现为急性腹痛、盆腔包块、早孕征象及阴道流血,往往被诊断为输卵管妊娠或被误诊为卵巢黄体破裂。有时阴道超声也很难区分输卵管妊娠和卵巢妊娠,但可以除外宫内妊娠,腹腔镜诊断极有价值,但确诊仍需病理检查。诊断标准:①双侧输卵管完整,并与卵巢分开;②孕囊位于卵巢组织内;③卵巢及孕囊必须以卵巢固有韧带与子宫相连;④孕囊壁上有卵巢组织。符合上述 4 条病理学诊断标准,称为原发性卵巢妊娠,治疗可行卵巢楔形切除。

(三)宫角妊娠

宫角妊娠是指受精卵植入在宫腔外侧角子宫输卵管结合处的内侧,接近输卵管近端开口,与输卵管间质部妊娠相比,宫角妊娠位于圆韧带的内侧。

宫角妊娠占异位妊娠的 1.5%~4.2%,但病死率却占异位妊娠的 20%。80% 的宫角妊娠患者存在 1 项或多项高危因素,影响受精卵的正常运行及着床,受精卵不能如期到达正常宫腔种植,使之在非正常位置种植。

在宫角处的妊娠囊随妊娠进展,可向宫腔侧发展,向宫腔侧发展的妊娠囊会逐渐移向宫腔,但胎盘仍附着于宫角。由于宫角处内膜和肌层较薄,早期滋养层发育不良,可发生早期流产、胚胎停育,部分出现胎盘植入、产后胎盘滞留。妊娠囊向输卵管间质部扩展者,宫角膨胀、外突,最终出现和输卵管间质部妊娠相同的结果。由于宫角妊娠在解剖上的特殊性,妊娠结局可以多样:可妊娠至足月,可发生宫内流产,也可发生宫角破裂。

B 超检查特点:宫角处突起包块,内有妊娠囊,与子宫内膜相连续,其周围可见完整的肌壁层。在腹腔镜或剖腹手术过程中从外部观察子宫时,看到因宫角妊娠而增大的子宫使圆韧带向上、向外移位,但仍位于圆韧带内侧。间质部妊娠导致的子宫增大位于圆韧带外侧。

治疗方法有经腹或腹腔镜下宫角切除术,B超引导下刮宫术,全身或妊娠囊局部化疗。也有采用子宫动脉结扎治疗宫角妊娠破裂的病例报道,术后应当找到绒毛组织且超声检查宫角部无异常回声,继续追踪至血HCG降至正常。

(四)腹腔妊娠

腹腔妊娠是指妊娠囊位于输卵管、卵巢、阔韧带以外的腹腔内妊娠,是一种罕见的异位妊娠,对母儿生命威胁极大。临床表现不典型,易被忽视而误诊,不易早期诊断,分为原发性腹腔妊娠和继发性腹腔妊娠两种。

原发性腹腔妊娠是指受精卵直接种植于腹膜、肠系膜、大网膜、盆壁、肠管、直肠子宫陷凹等处,少有异位妊娠位于肝脏、脾脏、横结肠脾曲的文献报道。

继发性腹腔妊娠往往发生于输卵管妊娠流产或破裂后,偶可继发于卵巢妊娠或子宫内妊娠而子宫存在缺陷破裂后,胚胎落入腹腔。患者一般有停经、早孕反应、腹痛、阴道流血等类似一般异位妊娠的症状,然后阴道流血停止,腹痛缓解,以后腹部逐渐增大。胎动时,孕妇常感腹部疼痛,无阴道流血,有些患者有嗳气、便秘、腹部不适,随着胎儿长大,症状逐渐加重。腹部检查发现子宫轮廓不清,但胎儿肢体极易触及,胎位异常(肩先露或臀先露),胎先露部高浮,胎心音异常清晰,胎盘杂音响亮,即使足月后也难以临产。

若胎儿死亡,妊娠征象消失,月经恢复来潮,粘连的脏器和大网膜包裹死胎。胎儿逐渐缩小,日久成干尸化或成为石胎。若继发感染,形成脓肿,可向母体的肠管、阴道、膀胱或腹壁穿通,排出胎儿骨骼。B超检查能清晰地显示子宫大小、宫外孕囊、胎儿和胎盘结构,以及这些结构与相邻脏器的关系,是目前用于腹腔妊娠诊断首选的辅助检查方法。原则上一旦确诊,应立即终止妊娠。具体手术方式因孕期长短、胎盘情况而异:如果胎盘附着于子宫、输卵管及圆韧带,可以将胎盘及其附着器官一并切除;如果胎儿死亡,胎盘循环停止已久,可以试行胎盘剥除;如果胎盘附着于重要器官而不宜切除或无法剥离者,可留置胎盘于腹腔内,术后可逐渐吸收。

(五)剖宫产术后子宫瘢痕妊娠

剖宫产术后子宫瘢痕妊娠是指受精卵着床于既往剖宫产子宫瘢痕处的异位妊娠,可导致胎盘植入、子宫破裂甚至孕产妇死亡,是剖宫产术后远期潜在的严重并发症,在有剖宫产史女性的异位妊娠中约占6.1%。

剖宫产术后子宫瘢痕妊娠的确切病因及发病机制尚不明确,剖宫产术后子宫瘢痕妊娠不同于宫内妊娠合并胎盘植入,后者是妊娠囊位于宫腔内,由于子宫蜕膜发育不良,胎盘不同程度地植入子宫肌层内;而前者是妊娠囊位于宫腔外瘢痕处,四周被瘢痕处子宫肌层和纤维组织包绕。有关剖宫产术后子宫瘢痕妊娠受精卵着床,最有可能的解释是剖宫产术中损伤子宫内膜基底层,形成与宫腔相通的窦道或细小裂隙,受精卵通过窦道侵入瘢痕处肌层内种植。

出现症状的孕周早晚不一,平均诊断孕周为(7.5 ± 2)周,距离前次剖宫产时间为4个月至15年。不规则阴道流血通常为首发症状,占$38.6\%\sim50\%$,可为点滴状或大出血,有或无明确停经史。阴道流血可有如下几种不同形式:①停经后阴道流血淋漓不断,出血量不多或似月经样或突然增多,也可能一开始即为突然大量出血,伴大血块,血压下降,甚至休克;②人工流产术中或术后大量出血不止,涌泉状甚至难以控制,短时间内出现血压下降甚至休克,也可表现为术后阴道流血持续不断或突然增加;③药物流产后常无明显组织排出或仅有少量蜕膜样组织排出,药流后阴道流血持续不净或突然增加,行清宫术时发生大出血。约16%的患者伴有轻、中度腹痛,8.8%的患者表现为单纯下腹痛,约40%的患者无症状,只是在超声检查时偶然发现。剖宫产术后子宫瘢痕妊娠患者子宫切口处瘢痕未破裂时,症状常不明显,可有瘢痕局部疼痛和压痛。随着妊娠的进展,剖宫产术后子宫瘢痕妊娠患者发生子宫破裂、大出血的危险逐渐增加,若突发剧烈腹痛、晕厥或休克、腹腔内出血,常提示子宫发生破裂。

超声检查简便可靠,是诊断剖宫产术后子宫瘢痕妊娠最常用的方法,经阴道超声更有利于观察胚囊大小、与剖宫产瘢痕的位置关系及胚囊与膀胱间的肌层厚度,经腹部超声利于了解胚囊或团块与膀胱的关系,测量局部肌层的厚度以指导治疗,两种超声联合检查可以更全面地了解病情。

剖宫产术后子宫瘢痕妊娠的超声检查诊断标准为:①宫腔及宫颈管内未探及妊娠囊,可见内膜线;②妊娠囊或混合性包块位于子宫前壁下段肌层(相当于前次剖宫产切口部位),部分妊娠囊内可见胚芽或胎心搏动;③妊娠囊或包块与膀胱之间子宫肌层变薄,甚至消失,妊娠囊或包块与膀胱间隔变窄,子宫肌层连续性中断;④彩色多普勒血流成像在胚囊周围探及明显的高速低阻环状血流信号;⑤附件区未探及包块,直肠子宫陷凹无游离液体(剖宫产术后子宫瘢痕妊娠破裂除外)。当剖宫产术后子宫瘢痕妊娠的超声声像图不典型时,难以与子宫峡部妊娠、宫颈妊娠、难免流产、妊娠滋养细胞疾病相鉴别,可进行 MRI 检查。MRI 检查矢状面及横断面的 T_1、T_2加权连续扫描均能清晰地显示子宫前壁下段内的妊娠囊与子宫及其周围器官的关系,但因为费用较昂贵,所以 MRI 检查不作为首选的诊断方法。血 β-HCG 水平与正常妊娠没有明显差别,与相对应的妊娠周数基本符合,主要用于指导治疗方法的选择和监测治疗结果。

根据超声检查显示的着床于子宫前壁瘢痕处的妊娠囊的生长方向及子宫前壁妊娠囊与膀胱间子宫肌层的厚度进行分型。此分型方法有利于临床的实际操作。

Ⅰ型:①妊娠囊部分着床于子宫瘢痕处,部分或大部分位于宫腔内,少数甚或达到宫底部宫腔;②妊娠囊明显变形、拉长、下端成锐角;③妊娠囊与膀胱间子宫肌层变薄,厚度>3 mm;④瘢痕处见滋养层血流信号(低阻血流)。

Ⅱ型:①妊娠囊部分着床于子宫瘢痕处,部分或大部分位于宫腔内,少数甚或达到宫底部宫腔;②妊娠囊明显变形、拉长、下端成锐角;③妊娠囊与膀胱间子宫肌层变薄,厚度≤3 mm;④瘢痕处见滋养层血流信号(低阻血流)。

Ⅲ型:①妊娠囊完全着床于子宫瘢痕处肌层并向膀胱方向外凸;②宫腔及宫颈管内空虚;③妊娠囊与膀胱之间子宫肌层明显变薄甚或缺失,厚度≤3 mm;④瘢痕处见滋养层血流信号(低阻血流)。

其中,Ⅲ型中还有一种特殊的超声表现,即包块型,其声像图的特点如下:①位于子宫下段瘢痕处的混合回声(呈囊实性)包块,有时呈类实性;包块向膀胱方向隆起;②包块与膀胱间子宫肌层明显变薄甚或缺失;③包块周边见较丰富的血流信号,可为低阻血流,少数也可仅见少许血流信号或无血流信号。包块型多由剖宫产术后、子宫瘢痕妊娠流产后(如药物流产后或负压吸引术后)子宫瘢痕处妊娠物残留并出血所致。

剖宫产术后子宫瘢痕妊娠的治疗目标为终止妊娠、祛除病灶、保障患者的安全,治疗原则为尽早发现,尽早治疗,减少并发症,避免期待治疗和盲目刮宫。对于剖宫产术后子宫瘢痕妊娠的治疗目前尚无规范化的统一治疗方案。治疗方案的选择,主要根据患者年龄、病情的严重程度、孕周大小、子宫肌层缺损情况、血 β-HCG 水平、对生育的要求、诊疗经验及技术进行综合考虑。B 超监视下清宫术、甲氨蝶呤治疗后清宫术、子宫动脉栓塞后清宫术、腹腔镜或开腹子宫局部切开取胚或缝合术或子宫次全切除术或子宫全切除术等治疗前,必须与患者充分沟通,充分告知疾病和各种治疗的风险并签署知情同意书。患者出院后应定期随访,行超声和血 HCG 检查,直至血 HCG 正常,局部包块消失。

(六)残角子宫妊娠

残角子宫又称为遗迹性双角子宫,在胚胎发育过程中,子宫残角为一侧副中肾管发育不全所致的子宫先天发育畸形。残角子宫按 Battram 分型分为 3 型,Ⅰ型:残角子宫腔与单角子宫的宫腔相通;Ⅱ型:残角子宫腔与正常单角子宫腔不相通;Ⅲ型:无宫腔实体残角子宫,仅以纤维带同单角子宫相连,以Ⅱ型最为多见。残角子宫妊娠是受精卵于残角子宫内着床并生长、发育,残角子宫妊娠破裂的发生率高达 89%,一旦破裂,可出现致命性的腹腔内出血。

不同类型的残角子宫妊娠,有不同的临床表现。Ⅰ型残角子宫妊娠有类似输卵管异位妊娠的症状,有停经史、腹痛、阴道流血、血 β-HCG 升高,一般腹痛轻微,甚至无腹痛,如果发生急剧腹痛表明已有子宫破裂。双合诊检查时,在子宫旁可扪及略小于停经月份妊娠子宫的、质地较软的包块,大多在妊娠早期有类似流产的不规则阴道流血。Ⅱ型残角子宫早期妊娠症状与正常子宫妊娠相同,没有阴道流血,发生破裂时间晚,多数在孕 12~26 周发生肌层完全破裂或不完全破裂,引起严重内出血。Ⅲ型残角子宫因无宫腔,体积小,无内膜,不会造成残角子宫妊娠,但会导致输卵管妊娠。

B超检查特点:子宫腔内无妊娠囊,而在子宫一侧可见一圆形或椭圆形均匀的肌样组织包块,包块内可见妊娠囊或胚胎,妊娠包块与宫颈不相连接。在 B 超监视下由宫颈内置入金属探针更有助于诊断。

残角子宫妊娠的典型临床表现出现较晚,在术前明确诊断少,到发生子宫破裂时,往往病情较危重,一旦明确诊断,应尽早手术治疗。妊娠早、中期者行残角子宫切除术并将患侧输卵管结扎或切除为宜,以防以后发生同侧输卵管妊娠的可能,保留卵巢。当妊娠已达足月且为活胎者,应先行剖宫产抢救胎儿,然后切除残角子宫与同侧输卵管。

(七)阔韧带间妊娠

阔韧带间妊娠是一种较少见的异位妊娠。阔韧带间妊娠通常是由输卵管妊娠的滋养细胞组织穿过输卵管浆膜层进入输卵管系膜,继发性种植在两叶阔韧带之间而致。如果在宫腔和后腹膜间隙之间存在子宫瘘管,也可发生阔韧带间妊娠。与腹腔妊娠相似,阔韧带间妊娠胎盘可以附着到子宫、膀胱和盆腔侧壁,如果有可能,应该切除胎盘,当无法切除胎盘时,可以将其留在原位自行吸收。

(八)多发性异位妊娠

与宫内、宫外同时妊娠相比,两个或者多个异位妊娠的发生率相对很少,可以出现在多个部位和有多种组合形式。尽管绝大多数报道的是输卵管双胎妊娠,但是也有卵巢、间质部和腹腔的双胎妊娠报道,也有部分输卵管切除术后及IVF-ET术后双胎和三胎妊娠的报道。处理同其他类型的异位妊娠,取决于妊娠的部位。

第二节　过期妊娠

妊娠达到或超过 42 周,称为过期妊娠。这个概念是国际妇产科联盟在 1977 年确定的,它制订时仅仅是个统计学的概念,并没有考虑到任何临床的问题。也就不难理解,在自然条件下过期妊娠的发生率为妊娠总数的 4%～15%,平均为 10%;而过期妊娠也未必始终伴随着过度成熟。

随着对围生儿发病率和死亡率的深入研究,近年来美国妇产科医师学会建议将足月更加细分为早期足月(妊娠 37～38^{+6}周)、足月(妊娠 39～40^{+6}周)和晚期足月(妊娠 41～41^{+6}周),过期妊娠仍指妊娠≥42 周。这个概念的引入,考虑了不同孕龄新生儿围生期并发症的发生率情况,相对于足月产,晚期足月和过期妊娠围生儿死亡率均增加。

一、原因

绝大多数过期妊娠并没有已知的原因,目前观察到的和过期妊娠相关的因素有以下几种。

(一)遗传因素

不同种族的妇女发生过期妊娠的比例不同,白种人发生过期妊娠的风险最高,而南亚和非洲妇女发生过期妊娠的风险最低;有过期妊娠史的妇女,再次妊娠发生过期妊娠的风险增加,发生过 1 次过期妊娠,其再次妊娠发生过期妊娠的风险增加 2～3 倍;而如果她们更换了伴侣,这个风险也会增加,但是将变得比较不明显,显示了父亲和母亲双方遗传因素在其中所起的作用。

(二)分娩启动障碍

胎儿成熟可能在分娩的启动上起到关键作用,各种原因造成的分娩启动障碍都可以导致过期妊娠。例如,无脑儿畸形,由于胎儿没有下丘脑,垂体-肾上腺轴发育不良,肾上腺皮质产生的肾上腺皮质激素及雌三醇的前身物质 16α-羟基硫酸脱氢表雄酮不足,使雌激素形成减少,孕激素占优势,抑制前列腺素合成而无法启动分娩。还有一个例子是胎盘硫酸酯酶缺乏症,这是一种罕见的伴性隐性遗传病,是因胎盘缺乏硫酸酯酶,不能使 16α-羟基硫酸脱氢表雄酮转变成雌二醇及雌三醇,从而血中雌激素明显减少,致使分娩难以启动。

(三)其他流行病学危险因素

流行病学研究发现当妇女为初产妇、高龄孕妇等情况时,发生过期妊娠的风险也轻度升高。

二、病理

(一)胎盘

过期妊娠的胎盘主要有两种类型,一种是胎盘的外观和镜检均与足月胎盘相似,胎盘功能基本正常;另一种表现为胎盘功能减退,例如可见胎盘绒毛内的血管床减少,间质内纤维化增加,以及合体细胞结节形成增多;胎盘表面有梗死和钙化,组织切片显示绒毛表面有纤维蛋白沉淀、绒毛内有血管栓塞等。

(二)胎儿

1.正常生长

如果过期妊娠的胎盘功能正常,胎儿将继续生长,所以高达 $10\% \sim 25\%$ 的过期妊娠胎儿为巨大胎儿,颅骨钙化明显,不易变形,导致经阴道分娩困难,新生儿发病率相应增加。

2.成熟障碍(过度成熟)

由于胎盘功能下降,造成胎儿慢性宫内营养不良,胎儿不易再继续生长发育。可以表现为新生儿体重低于孕龄、身体瘦长、皮肤干燥多皱褶、毳毛稀少而头发浓密、指(趾)甲长,可有胎粪污染表现,甚至皮肤和指(趾)甲均被黄染。这些胎儿由于合并慢性宫内营养不良,在临产时发生宫内缺氧的风险增加。

三、过期妊娠对母儿的影响

(一)围生儿发病率和死亡率增加

过期妊娠围生儿死亡率增加,在 42 周分娩时,围生儿的发病率和死亡率为足月产儿的 2 倍,随着孕周的增加,死亡率还会增加。造成围生儿发病率和死亡率增加的原因可能包括以下几种。

1.巨大胎儿

过期妊娠胎盘功能正常者,胎儿可表现为巨大胎儿,造成难产、产伤和相应的并发症。

2.过度成熟综合征

由于胎盘功能下降,胎儿在宫内慢性缺氧,临产和产程中出现失代偿。过期产儿在产程中出现异常胎心监护图形的概率较大。

3.羊水过少

在孕晚期,羊水量渐渐减少,过期妊娠合并羊水过少的风险更大。一方面这是胎盘功能下降的结果,另一方面也会造成粪染的羊水更加黏稠,一旦发生胎粪吸入时更加严重。此外,由于羊水过少,脐带受压的可能性也增大。

4.不明原因的胎儿缺氧

流行病学调查发现,在妊娠39周后,围生儿死亡率增加,其中不明原因的胎儿缺氧占相当大的比例。有学者认为,这仍是胎盘功能下降的结果。

(二)新生儿远期不良预后可能性增加

过期妊娠是否对新生儿远期造成影响还未充分明确。对过期分娩的新生儿随访到学龄,发现和正常孕周出生的胎儿相比,发生神经发育问题的风险增加($OR:2.2,95\%CI:1.29\sim3.85$),还有学者发现过期妊娠会增加罹患脑瘫或儿童期发生癫痫的风险。不过也有学者指出,这些差异可能是由于对过期妊娠产程处理欠正确而不是由过期妊娠本身造成的。

(三)孕妇难产、手术产、损伤及相关并发症

过期妊娠使孕妇接受手术产的风险增加;由于巨大胎儿的发生率增加,发生难产、肩难产的可能性增加;此外胎儿过熟,颅骨钙化更加充分、可塑性小,即使正常体重胎儿,难产的机会也增加。在这些基础上,由于难产或手术产造成的损伤、产后出血等风险均增大。此外,过期妊娠妇女焦虑的表现也更加明显。

四、诊断

诊断的关键在于核实预产期。

(一)末次月经计算

仅有不到50%的妇女有规律的月经;而即使平素月经周期28天且规律者,也仅有不足50%的妇女在月经第14天排卵。用末次月经计算孕龄非常不可靠。Caughey等发现,如果采用末次月经的方法计算孕龄,有6.4%的分娩为过期妊娠;如果仅采用超声孕龄,则只有1.9%的妊娠为过期妊娠。

(二)超声孕龄计算

早期超声胚芽长度或者胎儿头臀长是目前最常用也是相对准确的方法,孕中期结合胎儿双顶径、头围、股骨长等指标计算孕龄也有相当的参考价值。用12周之前的超声估计孕龄,过期妊娠发生率为2.7%;用13~24周的超声估计孕龄,过期妊娠发生率为3.7%。

(三)排卵监测

辅助生育技术的开展和排卵监测的便捷发展,使很多孕妇精确地知道排卵时间。这是最准确的孕龄计算方法。在排卵后达到或超过40周仍未分娩,则为过期妊娠。

五、治疗

(一)治疗时机

对过期妊娠的治疗时机目前并未达成统一。我国妇产科学会在妊娠晚期促宫颈成熟和引产指南(2014)中明确提出,对妊娠已达41周或过期妊娠的孕妇应予以引产,以降低围生儿死亡率及导致剖宫产率增高的胎粪吸入综合征的发生率。在英国NICE指南中也认为,应该对妊娠41周以上的孕妇进行引产。不过在美国妇产科医师学会和加拿大妇产科学会(SOGC)的指南中,并没有明确建议引产的时机,只是将过期妊娠作为引产的指征。

(二)治疗方法

对于存在妊娠合并症或并发症,以及存在其他剖宫产指征的孕妇,应及时剖宫产终止妊娠。对于单胎、头位,不存在合并症的妊娠,绝大多数学者支持积极引产的方法,也有学者仍使用期待治疗方法。

1.引产

现有的证据显示,积极引产可以降低过期妊娠的围生儿死亡率,且不改变剖宫产率。2012年的一篇Meta分析显示,对超过41周的妊娠进行引产,可以降低70%的围生儿死亡,并减少40%胎粪吸入综合征的发生。在针对剖宫产率的两项研究中发现,对妊娠41周以上的孕妇进行引产,既不会增加也不会降低剖宫产的发生率。

引产的方法选择根据宫颈成熟情况和当地医院的条件而定。在我国妇产科学会2014年版的指南中,对促进宫颈成熟和引产的方法进行了详细的推荐。在宫颈未成熟的情况下,选择前列腺素制剂或者机械性的方法促进宫颈成熟是必要的;一旦宫颈已经成熟,则采用缩宫素静脉滴注或者人工破膜的方法进行引产。

2.期待治疗

虽然目前的循证证据并不推荐对过期妊娠进行期待治疗,但是考虑到围生儿死亡率的绝对值非常低这一事实,这仍不失为一种可以的选择。一项研究发现,在 43 周时,每进行 195 例引产才可以预防 1 例围生儿死亡;在 41 周时,则需要进行 527 例引产来预防 1 例围生儿死亡。

在期待治疗的过程中,每周进行 2 次或者 2 次以上胎儿情况的评估是必要的。评估的方法包括胎儿电子监护、生物物理评分、羊水量等,同时也包括对母体情况的监护。一旦出现合并症、并发症或者胎盘功能降低的指征,应采用剖宫产或者引产的方式及时终止妊娠。

第三节　妊娠期高血压疾病

妊娠期高血压疾病是妊娠期特有的以妊娠和血压升高并存的一组疾病,包括妊娠期高血压、子痫前期、子痫、慢性高血压合并妊娠和慢性高血压并发子痫前期。其中妊娠期高血压的发病率约为 6%,子痫前期的发病率约为 4.6%,并随孕妇年龄分布和初产妇比例而有所不同。

该组疾病以高血压、蛋白尿、水肿为特征,并伴有全身多脏器的损害;严重者可出现抽搐、昏迷、脑出血、心力衰竭、胎盘早剥和弥散性血管内凝血,甚至死亡。该组疾病严重影响母婴健康,是孕产妇和围生儿发病和死亡的主要原因。在世界范围内,10%～15% 的直接孕产妇死亡(即由妊娠期产科并发症导致的死亡)与子痫前期/子痫有关。在受累的妊娠中,胎儿宫内生长受限和早产的风险更高,胎儿/新生儿的并发症发病率和死亡率也随之升高。

一、高危因素与发病机制

(一)高危因素

流行病学调查发现子痫前期的高危因素有:年龄 ≥40 岁、体质指数(BMI) ≥28 kg/m² 、子痫前期家族史(母亲或姐妹)、既往子痫前期病史,以及存在的内科病史或隐匿存在(潜在)的疾病(包括高血压、肾脏疾病、糖尿病和自身免疫性疾病如系统性红斑狼疮和抗磷脂综合征等);初次妊娠、妊娠间隔时间 ≥10 年、此次妊娠收缩压 ≥130 mmHg 或舒张压 ≥80 mmHg(孕早期或首次产前检查时)、孕早期 24 小时尿蛋白定量 ≥0.3 g 或尿蛋白持续存在(随机尿蛋白 ≥++1 次及以上)、多胎妊娠等也是子痫前期发生的风险因素。

(二)发病机制

尚未完全阐明,环境、免疫、遗传学因素均可在子痫前期发病过程中发挥作用。

目前较为公认的是子痫前期发病机制的"两阶段学说"。第一阶段,在孕早期,由于免疫、遗传、内皮细胞功能紊乱等因素可造成子宫螺旋小动脉生理性血管重铸障碍,滋养细胞因缺血导致侵袭力减弱,造成胎盘浅着床,子宫动脉血流阻力增加,致使胎盘灌注不足,功能下降。第二阶段,孕中晚期缺血缺氧的胎盘局部氧化应激反应,诱发内皮细胞损伤,从而释放大量炎症因子,形成炎症级联效应和过度炎症的发生,引起子痫前期、子痫各种临床症状。

1.滋养细胞侵袭异常

正常妊娠时,胎盘的细胞滋养层细胞分化为绒毛滋养细胞和绒毛外滋养细胞(extravillous trophoblast,EVT)。EVT浸润子宫内膜基质直至子宫肌层的内1/3处,并可进入子宫螺旋动脉管腔逐渐替代血管壁平滑肌细胞、内皮细胞。充分的子宫螺旋动脉重铸使血管管径扩大,动脉由高阻力低容量血管转变为低阻力高容量血管,胎盘的血流量提高以满足胎儿生长的需要。相比之下,在子痫前期患者中,EVT浸润过浅,仅达螺旋动脉的蜕膜部分,造成"胎盘浅着床",导致子宫螺旋动脉重铸不足,其管径为正常妊娠的1/2、血管阻力增大,胎盘灌注减少,从而引起子痫前期的一系列症状。

滋养细胞分化缺陷是导致螺旋动脉EVT浸润缺陷的一种可能机制。在内皮细胞浸润过程中,滋养细胞分化涉及许多分子表达的改变,包括细胞因子、黏附分子、细胞外基质分子、金属蛋白酶、Ⅰb类主要组织相容性复合体分子(人类白细胞抗原)。在正常分化过程中,入侵的滋养层细胞可改变其本身黏附分子的表达,从上皮细胞特征(整合素 α_6/β_1、整合素 $\alpha V/\beta_5$ 和 E-钙黏着蛋白)转变为内皮细胞特征(整合素 α_1/β_1、整合素 $\alpha V/\beta_3$ 和 VE-钙黏着蛋白),该过程被称为假性血管发生。而子痫前期患者的滋养层细胞无黏附分子表达的上调或假性血管的发生。对重度子痫前期患者的滋养层细胞进行的转录组学和培养研究表明,信号蛋白3B可能是一个候选蛋白,它通过抑制血管内皮生长因子的信号传递,可导致滋养层细胞的分化和浸润受损。

2.免疫学因素

胎儿是一个同种异体半移植物,成功的妊娠要求母体免疫系统对其充分耐受,其实质是母胎界面上的母体免疫细胞对胎盘滋养细胞呈低反应性。对可能促进胎盘发育异常的免疫学因素的关注,部分基于以下观察:①之前暴露于父系/胎儿抗原似乎可抵抗子痫前期的发生;②未经产的女性、在不同妊娠中变换性伴侣的女性、两次妊娠间隔时间较长的女性、使用屏障避孕的女性及通过卵细胞质内单精子注射妊娠的女性,其暴露于父系抗原较少,发生子痫前期的风险较高;③通过卵母细胞捐赠妊娠的女性与使用自体卵母细胞妊娠的女性相比,前者子痫前期的发生率更高。以上结果支持以下假设:母亲和胎儿之间的免疫不耐受可能在子痫前期的发病机制中发挥作用。

在 EVT 侵入螺旋动脉的过程中,会与蜕膜自然杀伤(dNK)细胞、母体血液中的 NK 细胞(CD56⁺CD16⁺)和 T 细胞接触。EVT 表达 HLA-C 和 HLA-G,两者可作为 NK 细胞表达的杀伤细胞免疫球蛋白样受体(KIR)的配体,以免被 NK 细胞杀伤。EVT 如减少或缺乏 HLA-G 表达,将不可避免地被细胞毒性 NK 细胞杀伤,引起滋养细胞侵入过浅及螺旋动脉管腔狭窄。特异性免疫研究集中在 T 细胞,正常妊娠时母体 Th_1/Th_2 免疫状态向 Th_2 偏移,但子痫前期向 Th_1 型偏移。这些都使母体对胚胎免疫耐受降低,引起子痫前期。

3.血管内皮细胞受损

所有子痫前期的临床特征均可解释为机体对全身内皮功能障碍的临床反应。例如,高血压是由内皮细胞对血管张力的控制发生紊乱导致的,蛋白尿和水肿是由血管通透性增加导致的,凝血病是内皮异常表达促凝物质的结果。头痛、癫痫发作、视觉症状、上腹痛和胎儿生长受限是靶器官血管内皮功能障碍的后遗症,这些靶器官包括脑、肝、肾和胎盘。

胎盘形成需广泛的血管生成以建立一个合适的血管网,为胎儿提供氧气和营养。发育中的胎盘可产生各种促血管生成因子和抗血管生成因子,这些因子之间的平衡对胎盘的正常发育很重要。抗血管生成因子的产生和增加打破了促血管生成因子如血管内皮生长因子(vascular endothelial growth factor,VEGF)、胎盘生长因子(placental growth factor,PlGF)和抗血管生成因子(sFlt-1)之间的平衡,导致子痫前期特征性的全身血管内皮功能障碍。其中 sFlt-1 通过与循环中的 VEGF 和 PlGF 结合并阻止这两种因子与其内源性受体相互作用,可拮抗这两种因子促血管生成的生物学活性。研究发现胎盘表达和分泌 sFlt-1 增加在子痫前期的发病机制中起关键作用。

但目前尚不清楚触发胎盘产生 sFlt-1 增加的因素。最可能的触发因素是胎盘缺血。而 sFlt-1 分泌的增加是子痫前期特征性的早期胎盘发育异常的原因,还是机体对某种其他因素导致胎盘缺血的继发性反应,目前尚无定论。遗传学因素和胎盘的大小(如,多胎妊娠)在 sFlt-1 过量产生中也可能发挥作用。

子痫前期的另一种重要介导因子是胎盘来源的可溶性内皮因子(soluble endoglin,sEng),它是转化生长因子-β(transforming growth factor,TGF-β)的一个辅助受体,在血管内皮细胞和合体滋养细胞的细胞膜上高表达。研究表明,sEng 是一种抗血管生成蛋白,作为 sFlt-1 的协同因子在子痫前期的全身内皮功能障碍的发病机制中发挥作用。

4.遗传因素

子痫前期的家族多发性提示该病可能存在遗传因素。

研究发现,13 号染色体携带有 *sFlt*-1 和 *Flt*-1 基因。携带该染色体额外拷贝的胎儿(如,13-三体)与该染色体正常的胎儿相比,在前者中产生的这些基因的产物更多,从而导致其子痫前期的风险增加。12q 中的一个不同位点可能与 HELLP 综合征有关,但与不伴 HELLP 综合征的子痫前期无关,这表明在 HELLP 综合征中重要的遗传学因素可能不同于那些在子痫前期中的遗传学因素。研究表明,12q23 中长非编码区 RNA 的改变是可能导致 HELLP 综合征的一个潜在机制。该长非编码 RNA 调控一大组基因,这些基因可能对 EVT 的迁移发挥重要作用。

其他候选基因有血管紧张素原基因变异型(T235)、内皮型一氧化氮合酶基因、肾素-血管紧张素-醛固酮系统基因、*Fas/FasL* 基因、*VLeiden* 基因、凝血酶原基因、凝血酶原调节蛋白(TM)、亚甲基四氢叶酸还原酶(MTHFR)基因、线粒体 DNA 突变、脂蛋白脂肪酶基因(*LPL*)、载脂蛋白 E 基因、*TNF-α* 基因、*HLA-G*、*HLA-DR*4、印迹基因等。因子痫前期的遗传易感性,特别是其他基因和环境因素的相互作用引起复杂性表型表达,所以任何候选基因都可能引起子痫前期。

二、分类和临床表现

妊娠期高血压疾病为多因素发病,可存在各种母体基础病理状况,也受妊娠期环境因素的影响。妊娠期间病情缓急不同,可呈现进展性变化并可迅速恶化。

(一)妊娠期高血压

妊娠 20 周后首次出现高血压,收缩压 ≥140 mmHg 和(或)舒张压 ≥90 mmHg,并于产后 12 周内恢复正常;尿蛋白检测呈阴性;少数患者可伴有上腹部不适或血小板减少。当收缩压≥160 mmHg 和(或)舒张压≥110 mmHg 的持续血压升高存在至少 4 小时,则认为是重度高血压。在妊娠 20 周后,如果血压持续升高,虽然未出现蛋白尿,但母儿的危险性增加,约有 10%妊娠期高血压患者在出现蛋白尿之前就发生子痫。妊娠期高血压是一个针对不符合子痫前期或慢性高血压(首次检测到高血压是在妊娠第 20 周之前)诊断标准的高血压妊娠女性的暂时诊断。

妊娠期高血压是暂时的,可能发展为子痫前期,也可能产后 12 周血压仍未恢复而诊断为慢性高血压,所以妊娠期高血压在产后 12 周以后才能确诊。

(二)子痫前期-子痫

1.子痫前期

妊娠 20 周后出现收缩压≥140 mmHg 和(或)舒张压≥90 mmHg,且伴有下列任一项:尿蛋白≥0.3 g/24 h,或尿蛋白/肌酐比值≥0.3,或随机尿蛋白≥(+)(无法进行尿蛋白定量时的检查方法)。

美国妇产科医师学会 2013 版指南中不再依赖是否有蛋白尿或者蛋白尿的严重程度来诊断子痫前期,在没有蛋白尿的病例中,出现高血压同时伴有以下表现时,仍可诊断为子痫前期:①血小板减少(血小板计数$<100\times10^9$/L);②肝功能损害(血清转氨酶水平为正常参考值的 2 倍以上);③肾功能损害(血肌酐升高>97.2 μmol/L或为正常参考值的 2 倍以上);④肺水肿;⑤新发生的脑功能或视觉障碍。

子痫前期孕妇血压和(或)尿蛋白水平持续升高,发生母体器官功能受损或胎盘-胎儿并发症是子痫前期病情向重度发展的表现。美国妇产科医师学会 2013 版指南建议将子痫前期分为无严重表现的子痫前期和伴有严重表现的子痫前期。

美国妇产科医师学会不再把蛋白尿作为诊断有严重特征的子痫前期的一个必要标准;也不再将大量蛋白尿(5 g/24 h)和胎儿生长受限作为重度子痫前期的可能特征,因为大量蛋白尿与妊娠结局的相关性较差,且无论是否诊断为子痫前期,胎儿生长受限的处理方法是类似的;同时也不再将少尿作为重度子痫前期的一个特征。子痫前期是渐进的过程,"轻度子痫前期"只能代表诊断时的状态,如果继续妊娠,将转为重度子痫前期。

中国妊娠期高血压疾病诊治指南(2015)建议在子痫前期孕妇出现下述任一表现可诊断为重度子痫前期。①血压持续升高:收缩压≥160 mmHg 和(或)舒张压≥110 mmHg。②持续性头痛、视觉障碍或其他中枢神经系统异常表现。③持续性上腹部疼痛及肝包膜下血肿或肝破裂表现。④肝酶异常:血谷丙转氨酶(ALT)或谷草转氨酶(AST)水平升高。⑤肾功能受损:尿蛋白>2 g/24 h;少尿(24 h 尿量<400 mL 或每小时尿量<17 mL),或血肌酐>106 μmol/L。⑥低蛋白血症伴腹水、胸腔积液或心包积液。⑦血液系统异常：血小板计数呈持续性下降并低于 $100 \times 10^9/L$；微血管内溶血［表现有贫血、黄疸或血乳酸脱氢酶（LDH）水平升高］。⑧心力衰竭。⑨肺水肿。⑩胎儿生长受限或羊水过少、胎死宫内、胎盘早剥等。

2.子痫

在子痫前期的基础上进而有抽搐发作，不能用其他原因解释的称为子痫。子痫发生前可有不断加重的重度子痫前期，但子痫期也可发生于血压升高不显著、无蛋白尿病例。59％的子痫发生在妊娠晚期或临产前，称为产前子痫；20％发生于分娩过程，称为产时子痫；21％发生于产后，称为产后子痫，大约90％的产后子痫发生在产后1周内。

最常见的先兆症状/体征包括高血压（75％）、头痛（持续额部或枕部头痛或霹雳性头痛）（66％）、视觉障碍［盲点、视力丧失（皮质盲）、视力模糊、复视、视野缺损（如同侧偏盲）、畏光］（27％）、右上腹或上腹部疼痛（25％）、无症状（25％）。踝阵挛也是常见表现。

子痫抽搐进展迅速，通常表现为全身强直阵挛性癫痫或昏迷。发病时，出现突然意识丧失，常伴有尖叫。随后，手臂、腿、胸部和背部的肌肉则变得僵硬。在肌肉强直期，患者可能开始出现发绀。大约1分钟后，开始出现肌阵挛和抽搐，持续1～2分钟。在阵挛期，可能发生舌咬伤，口吐白沫血痰。当抽搐结束，患者进入发作后期。最初患者处于深睡眠，呼吸深，然后逐渐清醒，经常主诉头痛。大多数患者在全身惊厥后10～20分钟开始恢复反应。一般没有局灶性神经功能缺损。胎儿心动过缓持续3～5分钟是子痫癫痫发作时和发作即刻后的常见表现。

（三）妊娠合并慢性高血压

妊娠前或妊娠20周前发现收缩压≥140 mmHg 和（或）舒张压≥90 mmHg（除外滋养细胞疾病），妊娠期无明显加重；或妊娠20周后首次诊断为高血压并持续到产后12周后。不管是何种原因导致的慢性高血压，在妊娠期均有可能发展为子痫前期和子痫。

（四）慢性高血压并发子痫前期

慢性高血压孕妇，妊娠20周以前无尿蛋白，妊娠20周后出现尿蛋白≥0.3 g/24 h或随机尿蛋白≥（＋）；或孕20周前有蛋白尿，孕20周后尿蛋白定量明显增加；或出现血压进一步升高或血小板<$100 \times 10^9/L$ 等上述重度子痫前

期的任何一项表现,即为慢性高血压并发子痫前期。

在妊娠前出现高血压,并已予以降压治疗的患者诊断并不困难。对于在妊娠前和妊娠早期均未进行检查,在妊娠晚期首次发现高血压的患者,与子痫前期的鉴别比较困难,需要随访到产后 12 周才能确诊。

一般妊娠合并慢性高血压在妊娠中期血压有所下降,在妊娠晚期恢复到妊娠前的水平。妊娠合并慢性高血压的围生儿死亡率升高 3 倍,胎盘早剥的风险升高 2 倍;同时,胎儿生长受限、妊娠 35 周前早产的发生率均明显升高。

慢性高血压最大的风险是并发子痫前期的概率升高,25%慢性高血压合并妊娠时可能会并发子痫前期;若存在肾功能不全,病程超过 4 年,或既往妊娠时曾经出现过高血压,子痫前期的发生率更高;若并发子痫前期,发生胎盘早剥的概率明显升高。

三、诊断

根据病史、临床表现及辅助检查即可做出诊断,同时应注意有无并发症及凝血机制障碍。

(一)病史

了解妊娠前有无高血压、肾病、糖尿病及自身免疫性疾病等病史或表现,有无妊娠期高血压疾病史或家族史;了解此次妊娠后高血压、蛋白尿等症状出现的时间和严重程度。

(二)高血压的诊断

收缩压≥140 mmHg 或舒张压≥90 mmHg 即可诊断为高血压。测量血压前被测者至少安静休息 5 分钟。测量取坐位或卧位。注意肢体放松,袖带大小合适。通常测量右上肢血压,袖带应与心脏处于同一水平,同一手臂至少测量 2 次。若血压低于 140/90 mmHg,但较基础血压升高 30/15 mmHg 时,虽不作为诊断依据却需要密切随访。对首次发现血压升高者,应间隔 4 小时或以上复测血压,如 2 次测量均为收缩压≥140 mmHg 和(或)舒张压≥90 mmHg,则诊断为高血压。对严重高血压孕妇收缩压≥160 mmHg 和(或)舒张压≥110 mmHg时,间隔数分钟重复测定后即可做出诊断。

(三)蛋白尿的检测和诊断

高危孕妇每次产前检查均应检测尿蛋白。尿蛋白检测应留取中段尿或导尿。蛋白尿的诊断标准:随机中段尿检测尿蛋白≥(+);或可疑子痫前期孕妇检查测 24 小时尿蛋白定量,尿蛋白≥0.3 g/24 h;或尿蛋白/肌酐比值≥0.3。尿蛋白定性比较方便,但是容易受到外界因素的影响;24 小时尿蛋白定量比较客观、准确,但比较麻烦,可以用 12 小时或 6 小时尿蛋白定量替代。尿蛋白(+)时通常尿蛋白含量为 300 mg/24 h。尿蛋白量不作为子痫前期严重程度的独立指标,而且即使尿蛋白阴性,只要血压升高同时合并某些严重表现,仍可做出子痫前期的诊断。此外,应注意蛋白尿的进展性变化及排查蛋白尿与孕妇肾脏疾病和自身免疫性疾病的关系。

(四)辅助检查

1.应定期进行以下常规检查

(1)尿液检查:应测尿比重、尿常规,当尿比重≥1.020 时说明尿液浓缩。

(2)血液检查:含全血细胞计数、血红蛋白含量、血细胞比容、血液黏度,根据病情轻重可反复检查。血液浓缩支持子痫前期的诊断,是疾病严重程度的指标。若合并有溶血的情况,血红蛋白降低,涂片可见破损的红细胞。血小板降低提示为重度子痫前期。

(3)肝功能测定:肝细胞功能受损可致 ALT、AST 升高。胆红素检查不仅能反映肝脏损害的程度,而且对黄疸的鉴别具有重要意义。肝细胞损害引起的黄疸,因为同时有摄取、结合、排泄的障碍,因此直接和间接胆红素均可升高,但一般直接胆红素升高比间接胆红素升高的幅度大。乳酸脱氢酶升高提示存在有溶血。人血白蛋白降低说明内皮细胞渗漏的程度(低白蛋白血症),可出现以白蛋白缺乏为主的低蛋白血症,白/球蛋白比值倒置。

(4)肾功能测定:肾功能受损时,血清肌酐、尿素氮、尿酸升高,肌酐升高与病情严重程度相平行。血清肌酐升高尤其是合并有少尿时,提示重度子痫前期;尿酸在慢性高血压患者中升高不明显,因此可用于本病与慢性高血压的鉴别诊断。

(5)心电图检查:了解有无心肌损害或传导异常及可以发现高血钾或低血钾的波形变化。

(6)胎心监护:胎儿电子监测,NST 或宫缩刺激试验、缩宫素刺激试验。

(7)产科超声检查:评价胎儿生长发育情况、多普勒脐动脉血流监测评价胎儿是否存在宫内缺氧。

2.其他情况

子痫前期及子痫患者视病情发展和诊治需要,应酌情增加以下检查项目

(1)凝血功能测定:妊娠期高血压疾病凝血功能的变化越来越受到重视,目前认为子痫前期-子痫处于高凝状态,称为易栓症。

（2）血清电解质测定：重度子痫前期与子痫冬眠合剂治疗，可导致低血钾；酸中毒时细胞内 K^+ 外游导致高血钾。

（3）腹部超声等影像学检查肝、肾等脏器及胸腹水情况。

（4）动脉血气分析：重度子痫前期与子痫应测定电解质与二氧化碳结合力，以早期发现酸中毒并纠正。

（5）超声心动图及心功能检查。

（6）超声检查胎儿生长发育、脐动脉、大脑中动脉等血流指数。

（7）眼底检查：视网膜小动脉可以反映体内器官的小动脉情况。视网膜小动静脉比例可由 2：3 变为 1：2 或 1：3，且有反光增强，并可有视网膜水肿、渗出物及视网膜剥离，亦可有点状或火焰状出血。

（8）必要时行 X 线胸片确定有无肺水肿，头颅 CT 或 MRI 检查确定有无颅内出血、脑水肿、可逆性后部脑病综合征。

四、鉴别诊断

（一）妊娠期高血压、子痫前期与慢性肾炎鉴别

妊娠期高血压、子痫前期与慢性肾炎鉴别主要的鉴别点在于：慢性肾炎合并妊娠的患者往往会有肾炎的病史，实验室检查会先有蛋白尿，重者可发现管型及肾功能损害，伴有持续性血压升高，眼底可有肾炎性视网膜病变。结束妊娠以后肾功能损害和蛋白尿依然存在。隐匿性肾炎较难鉴别，需仔细询问有关病史，如果年轻孕妇在中期妊娠时即发现有持续性蛋白尿，应进一步做肾小球及肾小管功能检查，除外自身免疫性疾病。

（二）子痫的鉴别诊断

（1）确定癫痫发作对于妊娠状态是否纯属偶然（如脑瘤、动脉瘤破裂）。

（2）是否妊娠状态使癫痫发作加重，如血栓性血小板减少性紫癜、溶血尿毒综合征、脑静脉血栓形成。

（3）是否这种癫痫发作为妊娠所特有（如子痫）。

鉴别诊断中应考虑以下问题：①无论患者是否有子痫，持续神经系统功能缺损表明存在解剖学异常，如脑卒中或占位性病变。②不伴神经功能缺损的癫痫发作可能由以下因素触发：代谢异常（如低钙血症、低钠血症、低血糖）、毒素（撤药或戒酒、药物中毒）、感染（脑膜炎、脑炎、脓毒症）或者新近头部创伤。病史、体格检查和实验室检查可有助于鉴别这些疾病与子痫。实验室检查包括电解质、葡萄糖、钙、镁、血液学检查、肾功能检查、肝功能检查和毒物学筛查。患者临床

病情稳定时,神经影像学检查在特定病例中有价值。

五、治疗

妊娠期高血压疾病治疗的目的:预防重度子痫前期和子痫发生,降低母儿围生期发病率和死亡率,改善围生结局。治疗时需综合考虑孕周、疾病的严重程度及治疗效果。终止妊娠是最有效的治疗措施,其他治疗手段只是缓解病情,为胎儿成熟赢得时间。

治疗基本原则是休息、镇静、预防抽搐、有指征地降压和利尿、密切监测母儿情况,适时终止妊娠。应根据病情的轻重缓急和分类进行个体化治疗:①妊娠期高血压一般采用休息、镇静、对症等处理后,病情可得到控制,若血压升高,可予以降压治疗。②子痫前期预防抽搐,有指征地降压、利尿、镇静,密切监测母胎情况,预防和治疗严重并发症,适时终止妊娠。③子痫需要及时控制抽搐的发作,防治并发症,经短时间控制病情后及时终止妊娠。④妊娠合并慢性高血压以降压治疗为主,注意预防子痫前期的发生。⑤慢性高血压并发子痫前期兼顾慢性高血压和子痫前期的治疗。

(一)评估和监测

妊娠期高血压疾病,尤以子痫前期-子痫累及多器官损害,临床表现多样、病情复杂、变化快,分娩和产后的生理变化及各种不良刺激等均可导致病情加重。因此,对产前、产时和产后的病情进行密切监测和评估十分重要,目的在于了解病情轻重和进展情况,及时合理干预,早防早治,避免不良妊娠结局的发生。

1.基本监测

注意头痛、眼花、胸闷、上腹部不适或疼痛及其他消化系统症状,检查血压、体质量、尿量变化和血尿常规,注意胎动、胎心等的监测。

2.孕妇的特殊检查

孕妇的特殊检查包括眼底、凝血功能、重要器官功能、血脂、血尿酸、尿蛋白定量和电解质等检查,有条件的单位建议检查自身免疫性疾病相关指标。

3.胎儿的特殊检查

胎儿的特殊检查包括胎儿电子监护、超声监测胎儿生长发育、羊水量,如怀疑胎儿生长受限,有条件的单位注意检测脐动脉和大脑中动脉血流阻力等。

4.检查项目和频度

根据病情决定,以便于掌握病情变化。

(二)一般治疗

1.治疗地点

妊娠期高血压孕妇可居家或住院治疗;非重度子痫前期孕妇应评估后决定是否住院治疗;重度妊娠期高血压、重度子痫前期及子痫孕妇均应住院监测和治疗。

2.休息和饮食

应注意休息,保证充足的睡眠,取左侧卧位,每天休息不少于 10 小时。左侧卧位可减轻子宫对腹主动脉、下腔静脉的压迫,使回心血量增加,改善子宫胎盘的血供。以前认为住院卧床休息可预防和减少重度子痫前期的发生。但是有研究表明:住院休息并不能改善母儿结局,在分娩孕周、重度子痫前期、早产、FGR、新生儿转新生儿加强监护病房、围生儿死亡率方面均无差别。应保证摄入足量的蛋白质和热量;适度限制食盐摄入。

3.镇静

对于精神紧张、焦虑或睡眠欠佳者可给予镇静剂,必要时可睡前口服地西泮 2.5～5 mg。

(三)降压治疗

降压的目的是预防心脑血管意外和胎盘早剥等严重母胎并发症。对于收缩压≥160 mmHg 和(或)舒张压≥110 mmHg 的高血压孕妇应进行降压治疗;收缩压≥140 mmHg 和(或)舒张压≥90 mmHg 的高血压患者也可应用降压药。

目标血压:孕妇未并发器官功能损伤,收缩压应控制在 130～155 mmHg 为宜,舒张压应控制在 80～105 mmHg;孕妇并发器官功能损伤,则收缩压应控制在 130～139 mmHg,舒张压应控制在 80～89 mmHg。降压过程力求血压下降平稳,不可波动过大,且血压不可低于 130/80 mmHg,以保证子宫-胎盘血流灌注。在出现严重高血压,或发生器官损害如急性左心室功能衰竭时,需要紧急降压到目标血压范围,注意降压幅度不能太大,以平均动脉压(MAP)的 10%～25% 为宜,24～48 小时达到稳定。

降压药物选择的原则:对胎儿无毒副作用,不影响心搏出量、肾血浆流量及子宫胎盘灌注量,不致血压急剧下降或下降过低。孕期一般不使用利尿剂降压,以防血液浓缩、有效循环血量减少和高凝倾向。不推荐使用阿替洛尔和哌唑嗪。硫酸镁不作为降压药使用。妊娠中晚期禁止使用血管紧张素转换酶抑制剂(ACEI)和血管紧张素Ⅱ受体阻滞剂。

1.拉贝洛尔

拉贝洛尔为α、β-肾上腺素能受体阻滞剂,降低血压但不影响肾及胎盘血流量,并增加前列环素水平、降低血小板消耗及对抗血小板的凝集,促进胎儿肺成熟。该药显效快,不引起血压过低或反射性心动过速。在早孕期使用β-受体阻滞剂,可能导致 FGR。用法:50~150 mg 口服,3~4 次/天,最大量 2 400 mg/d。静脉注射:初始剂量 20 mg,10 分钟后未有效降压则剂量加倍,最大单次剂量 80 mg,直到血压被控制,每天最大总剂量 220 mg。静脉滴注:50~100 mg 加入 5%葡萄糖溶液 250~500 mL,根据血压调整滴速,血压稳定后改口服。不良反应为头皮刺痛及呕吐。但是如果有房室传导阻滞、脑出血等情况,拉贝洛尔要慎用,哮喘和充血性心力衰竭的患者是禁忌。

2.硝苯地平

硝苯地平为二氢吡啶类钙通道阻滞剂,可阻止细胞外 Ca^{2+} 穿透细胞膜进入细胞内,并抑制细胞内肌浆网的 Ca^{2+} 释入细胞质,从而可解除外周血管痉挛,使全身血管扩张,血压下降,由于其降压作用迅速,除紧急时舌下含服10 mg,目前不主张常规舌下含化。用法:5~10 mg 口服,每天 3~4 次,24 小时总量不超过 60 mg。缓释片 20 mg 口服,1~2 次/天。其不良反应为心悸、头痛,与硫酸镁有协同作用。

3.尼莫地平

尼莫地平为二氢吡啶类钙通道阻滞剂,其优点在于可选择性扩张脑血管。用法:20~60 mg 口服,每天 2~3 次;或 20~40 mg 加入 5%葡萄糖 250 mL 中静脉滴注,每天总量不超过 360 mg,该药不良反应为头痛、恶心、心悸及颜面潮红。

4.尼卡地平

尼卡地平为二氢吡啶类钙通道阻滞剂,通过抑制 Ca^{2+} 流入血管平滑肌细胞而发挥血管扩张作用,并能抑制磷酸二酯酶,使脑、冠状动脉及肾血流量增加,起到降压作用。此药对心肌不产生负性肌力作用。用法:口服初始剂量为20~40 mg,3 次/天。静脉滴注:每小时 1 mg 为起始剂量,根据血压变化每10 分钟调整用量。不良反应有脚肿、头晕、头痛、脸红。较少有心悸、心动过速、心绞痛加重,常是反射性心动过速的结果,减小剂量或加用β-受体阻滞剂可以纠正。

5.酚妥拉明(立其丁)

酚妥拉明(立其丁)为α-肾上腺素能受体阻滞剂,静脉滴注:10~20 mg 加于 5%葡萄糖溶液 100~200 mL,以 10 μg/min 的速度开始,根据降压效果调整滴注剂量。不良反应为心动过速及直立性低血压。

6.硝酸甘油

硝酸甘油作用于氧化亚氮合酶,可同时扩张静脉和动脉,降低心脏前、后负荷,主要用于合并急性心力衰竭和急性冠状动脉综合征时的高血压急症的降压治疗。起始剂量为 $5\sim10$ $\mu g/min$ 静脉滴注,每 $5\sim10$ 分钟增加滴速至维持剂量 $20\sim50$ $\mu g/min$。不良反应为面部潮红、搏动性头痛,量大时可致直立性低血压。青光眼及颅内高压禁用。

7.甲基多巴

甲基多巴可兴奋血管运动中枢的 α 受体,抑制外周交感神经而降低血压,妊娠期使用效果较好。用法:250 mg 口服,每天 3 次。其不良反应为嗜睡、便秘、口干、心动过缓。

8.硝普钠

硝普钠为强有力的速效血管扩张剂,可以扩张周围血管使血压下降。由于药物能迅速通过胎盘进入胎儿体内,并保持较高浓度,其代谢产物(氰化物)对胎儿有毒性作用,产前应用时间不宜超过 4 小时。分娩期或产后血压过高,应用其他降压药效果不佳时,方可考虑使用。剂量为 50 mg 加入 5% 葡萄糖 500 mL,按 $0.5\sim0.8$ $\mu g/(kg\cdot min)$ 缓慢静脉滴注,开始以 6 滴/分,以后每 5 分钟测血压 1 次,按血压下降情况,每 5 分钟加 2 滴,直至出现满意降压效果为止,一般控制血压在 140/90 mmHg 即可,并继续维持此血压水平。硝普钠溶液必须避光。用药不宜超过 72 小时。用药期间,应严密监测血压及心率。

(四)硫酸镁防治子痫

硫酸镁是子痫治疗的一线药物,也是重度子痫前期预防子痫发作的预防用药。硫酸镁控制子痫再次发作的效果优于地西泮、苯巴比妥和冬眠合剂等镇静药物。除非存在硫酸镁应用禁忌证或者硫酸镁治疗效果不佳,否则不推荐使用苯巴比妥和苯二氮䓬类药物(如地西泮)用于子痫的预防或治疗。对于非重度子痫前期的患者也可酌情考虑应用硫酸镁。

1.作用机制

(1)镁离子抑制运动神经末梢释放乙酰胆碱,阻断神经肌肉接头间的信息传导,使骨骼肌松弛。

(2)镁离子刺激血管内皮细胞合成前列环素,抑制内皮素合成,降低机体对血管紧张素Ⅱ的反应,从而缓解血管痉挛状态。

(3)镁离子通过阻断谷氨酸通道阻止 Ca^{2+} 内流,解除血管痉挛、减少血管内皮损伤。

(4)镁离子可提高孕妇和胎儿血红蛋白的亲和力,改善氧代谢。

2.用药指征

用药指征包括:①控制子痫抽搐及防止再抽搐;②预防重度子痫前期发展成为子痫;③子痫前期临产前用药,预防产时或产后子痫抽搐。

3.用药方案

(1)控制子痫:静脉用药,负荷剂量为 4～6 g(常用 5 g),溶于 10％葡萄糖溶液 20 mL 静脉推注(15～20 分钟),或加入 5％葡萄糖溶液 100 mL 内快速静脉滴注(20 分钟内),继而 1～2 g/h 静脉滴注维持。或者夜间睡眠前停用静脉给药,改用肌内注射,用法为 25％硫酸镁 20 mL＋2％利多卡因 2 mL 深部臀肌内注射射。24 小时硫酸镁总量 25～30 g。

(2)预防子痫发作:负荷和维持剂量同控制子痫处理。一般每天静脉滴注 6～12 小时,24 小时总量不超过 25 g;用药期间每天评估病情变化,决定是否继续用药。

4.用药时间

美国推荐于引产和产时可以持续使用硫酸镁,若剖宫产术中应用要注意产妇心脏功能;产后继续使用 24～48 小时。若为产后新发现高血压合并头痛或视力模糊,建议启用硫酸镁治疗。

(1)轻度子痫前期:即使不接受硫酸镁治疗,发生子痫的概率也很低,大约为 1/200,大多数是于足月后或产后发生。如果是临产后发展为子痫,常为自限性,对母体不会带来非常大的并发症。如果要使子痫发生率降低 50％,需要治疗 400 例轻度子痫前期才能预防 1 例子痫的发生,硫酸镁治疗产生的不良反应远大于所带来的好处。因此,在轻度子痫前期患者常规使用硫酸镁预防子痫,值得商榷。

(2)重度子痫前期:不用硫酸镁治疗时重度子痫前期子痫的发生率为 2％,用硫酸镁治疗时子痫的发生率为 0.6％,因此治疗 71 例重度子痫前期就可以预防 1 例子痫。用硫酸镁治疗提示有发生子痫征兆的重度子痫前期的患者,每治疗 36 例就能预防 1 例子痫的发生,这类患者是硫酸镁的最佳适应证。

5.毒性反应

正常孕妇血清镁离子浓度为 0.75～1 mmol/L,治疗有效浓度为 2.5～3.5 mmol/L,若血清镁离子浓度超过 3.5 mmol/L 即可发生镁中毒。镁中毒在肾功能良好的女性中并不常见。毒性与血清镁浓度相关:浓度为 3.5～5 mmol/L 时发生膝反射消失,浓度为 5～6.5 mmol/L 时发生呼吸麻痹,浓度

＞7.5 mmol/L时心脏传导发生变化,浓度＞12.5 mmol/L时发生心搏骤停。

镁中毒首先表现为膝反射减弱或消失,继之出现全身肌张力减退、呼吸困难、复视、语言不清,严重者可出现呼吸肌麻痹,甚至呼吸、心跳停止,危及生命。

6.注意事项

用药前及用药过程中应注意以下事项:定时检查膝反射是否减弱或消失;呼吸不少于 16 次/分;尿量每小时不少于 17 mL 或每 24 小时不少于 600 mL;硫酸镁治疗时需备钙剂,一旦出现中毒反应,立即停用硫酸镁并缓慢(5～10 分钟)静脉注射 10％葡萄糖酸钙 10 mL,1 g 葡萄糖酸钙静脉推注可以逆转轻至中度呼吸抑制。

(五)扩容

子痫前期孕妇需要限制补液量以避免肺水肿。除非有严重的液体丢失(如呕吐、腹泻、分娩失血)使血液明显浓缩,血容量相对不足或高凝状态者,通常不推荐扩容治疗。扩容疗法可增加血管外液体量,导致一些严重并发症的发生,如心力衰竭、肺水肿等。子痫前期孕妇出现少尿如无肌酐水平升高不建议常规补液。

(六)镇静

适当镇静可消除患者的焦虑和精神紧张,改善睡眠、预防子痫发作。

1.地西泮

地西泮具有较强的镇静、抗惊厥、肌肉松弛作用,对胎儿及新生儿的影响较小。用法:2.5～5 mg 口服,每天 2～3 次,或者睡前服用;或 10 mg 肌内注射或静脉缓慢推入(＞2 分钟),必要时间隔 15 分钟后重复给药。1 小时内用药超过 30 mg 可能发生呼吸抑制,24 小时总量不超过 100 mg。

2.冬眠合剂

冬眠合剂由氯丙嗪(50 mg)、哌替啶(100 mg)和异丙嗪(50 mg)3 种药物组成,可广泛抑制神经系统,有助于解痉降压,控制子痫抽搐。用法:1/3～1/2 量肌内注射,或以半量加入 5％葡萄糖溶液 250 mL 静脉滴注。

(1)优点:能解除血管痉挛,改善微循环;降压作用迅速,而且可降低机体新陈代谢速度,因而可有助于提高机体对缺氧的耐受性;并对大脑皮质和自主神经系统有广泛抑制作用,从而减轻机体对不良刺激的反应,有利于控制子痫抽搐。

(2)缺点:血压易急速下降,可使肾及胎盘血流量更为不足,对胎儿不利,重症患者常有肝损伤,如使用较多的冬眠合剂,可加重肝功能损害;氯丙嗪又可抑制 ATP 酶系统,影响细胞的钠泵功能,有时可导致低血钾出现。故仅应用于硫酸镁控制抽搐效果不佳者。

3.苯巴比妥钠

苯巴比妥钠具有较好的镇静、抗惊厥、控制抽搐作用,用于子痫发作时 0.1 g 肌内注射,预防子痫发作 30 mg 口服,每天 3 次。由于该类药物可致胎儿呼吸抑制,分娩 6 小时前宜慎重。

(七)利尿药物

子痫前期患者存在血液浓缩、有效循环血量减少和高凝状态,利尿剂减少血容量、加重血液浓缩、减少胎盘灌流,目前不主张常规使用利尿剂,主张有指征应用。仅当孕妇全身水肿、肺水肿、脑水肿、肾功能不全、急性心力衰竭时,可酌情使用利尿剂。

1.氢氯噻嗪(双氢克尿噻)

氢氯噻嗪(双氢克尿噻)作用于肾髓袢升支皮质部及远曲小管前段的利尿剂,使钠、钾、氯和水分排出增多。此药较为安全。常用量:每天 2 次,每次 25 mg。

2.呋塞米(速尿)

呋塞米(速尿)主要作用于肾髓袢升支,为高效利尿剂,有较强的排钠、钾作用,容易造成电解质平衡失调,对脑水肿、无尿或少尿患者的疗效显著,与洋地黄并用,对于控制妊娠期高血压疾病相关的心力衰竭作用良好,常用量 20～40 mg,静脉注射(溶于 50% 葡萄糖溶液 20 mL),如 1 小时未见效,可加倍剂量静脉注射,甚至单剂量注射 500～600 mg,24 小时累积可达 1 g。

3.甘露醇

本品为渗透性利尿剂,注入体内后由肾小球滤过,极少由肾小管再吸收,所有滤过的甘露醇均在尿中排出。在尿内排出甘露醇颗粒时,带出大量水分,导致渗透性利尿,同时可丢失大量钠离子,需防止出现低钠血症;大剂量快速滴注甘露醇可导致一过性的血容量增加,故有肺水肿和心力衰竭倾向的患者慎用。子痫或子痫前期有颅内压升高时,应用甘露醇降低颅内压可取得一定疗效。常用剂量为 20% 甘露醇 250 mL 在 15～20 分钟内快速静脉滴注。如静脉滴注速度缓慢,则利尿作用差。该药属高渗性利尿剂,心力衰竭和肺水肿时禁用。

(八)纠正低蛋白血症

严重低蛋白血症伴腹水、胸腔积液或心包积液者,应补充白蛋白或血浆,同时注意配合应用利尿剂及严密监测病情变化。

(九)促胎肺成熟

孕周<34周并预计在1周内分娩的子痫前期孕妇,均应接受糖皮质激素促胎肺成熟治疗。用法:地塞米松5 mg或6 mg,肌内注射,每12小时1次,连续4次;或倍他米松12 mg,肌内注射,每天1次,连续2天。

目前,尚无足够证据证明地塞米松、倍他米松及不同给药方式促胎肺成熟治疗的优劣。不推荐反复、多疗程产前给药。如果在较早期初次促胎肺成熟后又经过一段时间(2周左右)保守治疗,但终止孕周仍<34周时,可以考虑再次给予同样剂量的促胎肺成熟治疗。

(十)适时终止妊娠

子痫前期孕妇在经积极治疗,而母胎状况无改善或者病情持续进展的情况下,终止妊娠是唯一有效的治疗措施。

1.终止妊娠时机

(1)妊娠期高血压、病情未达重度的子痫前期孕妇可期待至孕37周以后。

(2)重度子痫前期孕妇:妊娠不足26周孕妇经治疗病情危重者建议终止妊娠。孕26周至不满28周患者根据母胎情况及当地母儿诊治能力决定是否可以行期待治疗。孕28~34周,如病情不稳定,经积极治疗病情仍加重,应终止妊娠;如病情稳定,可以考虑期待治疗,并建议转至具备早产儿救治能力的医疗机构。>孕34周的孕妇,可考虑终止妊娠。

(3)子痫:控制病情后即可考虑终止妊娠。

(4)慢性高血压合并妊娠:可期待治疗至38周终止妊娠。

(5)慢性高血压并发子痫前期:伴严重表现的子痫前期(重度),≥34周则终止妊娠;无严重表现子痫前期(轻度),37周终止妊娠。

2.终止妊娠指征

重要的是进行病情程度分析和个体化评估,既不失终止时机又争取获促胎肺成熟时间。

(1)重度子痫前期发生母儿严重并发症者,需要稳定母体状况后尽早在24小时内或48小时内终止妊娠,不考虑是否完成促胎肺成熟。严重并发症包括重度高血压不可控制、高血压脑病和脑血管意外、子痫、心力衰竭、肺水肿、完全性和部分性HELLP综合征、DIC、胎盘早剥和胎死宫内。当存在母体器官系统受累时,评定母体器官系统累及程度和发生严重并发症的紧迫性以及胎儿安危情况综合考虑终止妊娠时机:例如血小板计数<100×10^9/L、肝酶水平轻度升

高、肌酐水平轻度升高、羊水过少、脐血流反向、胎儿生长受限等,可同时在稳定病情和严密监护之下尽量争取给予促胎肺成熟后终止妊娠;对已经发生胎死宫内者,可在稳定病情后终止妊娠。总之,母体因素和胎盘-胎儿因素的整体评估是终止妊娠的决定性因素。

(2)蛋白尿及其程度虽不单一作为终止妊娠的指征,却是综合性评估的重要因素之一,需注意母儿整体状况的评估:如评估母体低蛋白血症、伴发腹水和(或)胸腔积液的严重程度及心肺功能,评估伴发存在的母体基础疾病如系统性红斑狼疮、肾脏疾病等病况,与存在的肾功能受损和其他器官受累情况综合分析,确定终止妊娠时机。

3.终止妊娠的方式及分娩期间注意事项

(1)引产:适用于病情控制后,宫颈条件成熟者。先行人工破膜,羊水清亮者,可给予缩宫素静脉滴注引产。第一产程应密切观察产程进展状况,保持产妇安静和充分休息。第二产程应以会阴后-侧切开术、胎头吸引或低位产钳助产缩短产程。第三产程应预防产后出血。产程中应加强母儿安危状况及血压监测,血压控制在<160/110 mmHg。一旦出现头痛、眼花、恶心、呕吐等症状,病情加重,立即以剖宫产结束分娩。

若宫颈条件不成熟,可以先促宫颈条件成熟后再引产。但对于重度子痫前期而言,尽量避免时间过久的引产及成功可能性较低的引产。对孕龄低于32周且Bishop评分较低的重度子痫前期/子痫患者引产时,常出现不确定的胎心描记结果和宫颈扩张失败。在此情况下,仅有不到1/3的早产引产能够经阴道分娩,因此采取剖宫产分娩更为合理。

(2)剖宫产:适用于有产科指征者,宫颈条件不成熟,不能在短时间内经阴道分娩,引产失败,胎盘功能明显减退,或已有胎儿窘迫征象者。产时、产后不可应用任何麦角新碱类药物。

(十一)子痫的处理

子痫是妊娠期高血压疾病最严重的阶段,是妊娠期高血压疾病所致母儿死亡的最主要原因,应积极处理。

子痫处理原则:控制抽搐,纠正缺氧和酸中毒,控制血压,抽搐控制后终止妊娠。

(1)一般紧急处理:预防患者坠地外伤、唇舌咬伤,须保持气道通畅,维持呼吸、循环功能稳定,密切观察生命体征、尿量(留置导尿管监测)等。避免声、光等一切不良刺激。

（2）控制抽搐：硫酸镁是治疗子痫及预防复发的首选药物。静脉用药负荷剂量为 4～6 g，溶于 10％葡萄糖溶液 20 mL，静脉推注（15～20 分钟），或 5％葡萄糖溶液 100 mL 快速静脉滴注，继而 1～2 g/h 静脉滴注维持。或者夜间睡眠前停用静脉给药，改用肌内注射，用法为 25％硫酸镁 20 mL＋2％利多卡因 2 mL 臀部肌内注射。24 小时硫酸镁总量 25～30 g。当孕妇存在硫酸镁应用禁忌证或硫酸镁治疗无效时，可考虑应用地西泮、苯巴比妥或冬眠合剂控制抽搐。

对于正接受硫酸镁维持治疗的患者，如果复发抽搐，可在维持剂量基础上额外快速（5～10 分钟内）给予 2 g 硫酸镁，并频繁监测镁中毒征象（如膝反射消失、呼吸频率＜12 次/分）。如果 2 次快速给药仍不能控制抽搐发作，就应给予其他药物如地西泮 5～10 mg 静脉给药，每 5～10 分钟 1 次，速率≤5 mg/min，最大剂量 30 mg。80％以上的患者使用地西泮后，5 分钟之内可控制癫痫发作。

（3）控制血压和监控并发症：脑血管意外是子痫患者死亡的最常见原因。当收缩压持续≥160 mmHg、舒张压≥110 mmHg 时要积极降压以预防心脑血管并发症。对于控制高血压和抽搐发作后 10～20 分钟病情仍无好转的患者，以及有神经系统异常的患者，应请神经科医师进行评估。甘露醇在子痫患者的常规治疗中无效并可能是有害的，因为它可通过受损的血-脑屏障进入大脑，逆转渗透压梯度，从而增加颅内压。对于出现有可能与颅内压增高相关症状、体征（如意识减退、视盘水肿、呼吸抑制）的女性，应请神经科医师会诊协助处理。

（4）纠正缺氧和酸中毒：面罩和气囊吸氧，根据二氧化碳结合力及尿素氮值，给予适量 4％碳酸氢钠纠正酸中毒。

（5）终止妊娠：子痫控制且病情稳定，应尽快终止妊娠。

（十二）产后处理

重度子痫前期孕妇产后应继续使用硫酸镁至少 48 小时，预防产后子痫；注意产后迟发型子痫前期及子痫（发生在产后 48 小时后的子痫前期及子痫）的发生。子痫前期孕妇产后 3～6 天是产褥期血压高峰期，高血压、蛋白尿等症状仍可能反复出现甚至加重，此期间仍应每天监测血压。如产后血压升高≥150/100 mmHg（2 次测量间隔超过 4 小时）应继续给予降压治疗。哺乳期可继续应用产前使用的降压药物，禁用 ACEI 和 ARB 类（卡托普利、依那普利除外）降压药。产后血压持续升高要注意评估和排查孕妇其他系统疾病的存在。注意监测及记录产后出血量。孕妇重要器官功能稳定后方可出院。产后 6 周患者血压仍未恢复正常时应于产后 12 周再次复查血压，以排除慢性高血压，必要时建议内科诊治。

六、预测与预防

(一)子痫前期的预测

子痫前期的预测对早防早治、降低母胎死亡率有重要意义。许多因素会增加子痫前期发生的风险,但部分子痫前期也可出现在无明显危险因素的首次妊娠妇女中。目前尚无独立可靠的预测子痫前期的方法。首次产前检查应进行风险评估,主张联合多项指标综合评估预测。

1.高危因素

妊娠期高血压疾病发病的高危因素均为该病较强的预测指标。

2.生化指标

(1)可溶性 Fms 样酪氨酸激酶-1(soluble Fms-like tyrosine kinase-1,sFlt-1)升高者,子痫前期的发生率升高 5～6 倍。

(2)胎盘生长因子(placental growth factor,PLGF)在妊娠 5～15 周血清浓度<32 ρg/mL,妊娠 16～20 周<60 ρg/mL,对子痫前期预测的敏感性、特异度高。

(3)胎盘蛋白 13(placental protein 13,PP13)可作为早发型子痫前期危险评估的标志物。

(4)可溶性内皮因子(soluble endoglin,sEng)在子痫前期临床症状出现前 2～3 个月水平即已升高,预测的敏感性较强。

3.物理指标

子宫动脉多普勒超声检查可预测子痫前期,其中子宫动脉搏动指数(pulsatile index,PI)的预测价值较肯定。妊娠早期子宫动脉 $PI>95^{th}\%$,妊娠中期(23 周)子宫动脉 $PI>95^{th}\%$,预测子痫前期的敏感性较高。

4.联合检测

(1)分子标志物间联合:sFlt-1/PLGF>10 提示 5 周内可能发生 PE;妊娠早期 PlGF 联合 PP13,PlGF 联合 sEng,预测检出度较高。

(2)分子标志物联合子宫动脉(UA)多普勒:UA 多普勒联合 PP13 及 β-HCG,检出率高达 100%,假阳性率仅 3%;UA 多普勒联合 PlGF 或 sFlt-1 或 sEng;UA 多普勒联合 PP13 及妊娠相关血浆蛋白 A;抑制素 A 联合 UA 多普勒检出率较高,假阳性较低。

(二)子痫前期的预防

对子痫前期的低危人群目前尚无有效的预防方法。对高危人群可能有效的预防措施包括以下几项。

1.适度锻炼

不建议卧床休息或限制其他体力活动来预防子痫前期及其并发症。相反,适量锻炼可以改善血管的功能,刺激胎盘血管生成,从而预防子痫前期的发生。在非妊娠患者中适当的运动可以减少高血压和心血管疾病的发生,建议正常妊娠妇女每天做 30 分钟的适当锻炼。

2.合理饮食

妊娠期不推荐严格限制盐的摄入,也不推荐肥胖孕妇限制热量的摄入,因限制蛋白和热量的摄入不会降低发生妊娠期高血压发生的风险,反而会增加胎儿生长受限的风险。有研究怀疑维生素 D 缺乏是导致子痫前期的一个危险因素。但是,补充维生素 D 是否有用仍然未知。对于其他营养干预(如鱼油、蒜)目前还没有足够的证据说明可预防子痫前期的发生。补充维生素 C、维生素 E 并不能降低子痫前期发生的风险。因此,并不建议使用维生素 C、维生素 E 来预防子痫前期的发生。

3.补充钙剂

对于钙摄入低的人群(<600 mg/d),推荐口服钙补充量至少为 1 g/d 以预防子痫前期。正常钙摄入的高危孕妇推荐预防性补充钙剂,每天口服 $1.5\sim2$ g。

4.抗凝药物治疗

推荐对存在子痫前期复发风险如存在子痫前期史(尤其是较早发生子痫前期史或重度子痫前期史),有胎盘疾病史如胎儿生长受限、胎盘早剥病史,存在肾脏疾病及高凝状况等子痫前期高危因素者,可以在妊娠 12 周开始服用小剂量阿司匹林($60\sim80$ mg),直至分娩,服药期间,注意监测。

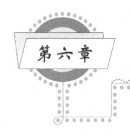

妊娠合并妇科肿瘤

第六章

第一节　妊娠合并宫颈肿瘤

一、妊娠合并宫颈上皮内病变

宫颈上皮内病变分为低级别鳞状上皮内病变、高级别鳞状上皮内病变和原位腺癌。妊娠期增高的雌激素使柱状上皮外移至宫颈阴道部,转化区的基底细胞出现不典型增生,同时妊娠期免疫力低下,易患 HPV 感染。近年来,由于生育推迟、对产前检查的重视及规范的防癌筛查应用,发现宫颈涂片细胞学异常的孕妇亦逐渐增加,为 0.193%～5%,发病率与非孕期妇女相似。妊娠合并宫颈上皮内病变,48%～62%会消退,29%～38%则不发生变化。但临床怀疑妊娠合并宫颈上皮内病变应及时检查、除外浸润性病变、密切随访。

(一)临床表现

妊娠合并宫颈上皮内瘤变的患者常无明显症状或症状较轻微,常在孕早期妇科检查或常规宫颈涂片时被发现。

(二)诊断

妊娠期宫颈上皮内病变的筛查与非孕期基本相同,采用"三阶梯"技术进行筛查。

所有细胞学检查结果异常的妊娠妇女均应行阴道镜检查。妊娠期宫颈鳞柱状交界外移,利于阴道镜检查及活检。理论上阴道镜活检可在妊娠期的任何阶段进行,为了最大限度降低妊娠意外的发生,多建议在孕中期进行。由于妊娠期宫颈活检时易引起出血,活检取材不可过深、过广,如有出血,应适当延长压迫时间;如果出血量过多,可用硝酸银或蒙赛尔溶液涂抹止血;一般不需要局部缝合或电凝止血。阴道镜下活组织检查诊断准确率可达95%,不需反复活检。

妊娠期不主张行宫颈管内搔刮术,以免增加胎膜早破和出血的风险。

妊娠期是否可行宫颈锥切术目前仍存在争议。一般认为孕期应尽量避免宫颈锥切术,妊娠期宫颈锥切易造成早产、流产、出血、胎膜早破和绒毛膜羊膜炎等,其中出血风险随孕周增加而上升。其绝对适应证是排除宫颈微小浸润癌。妊娠期往往只进行诊断性锥切而非治疗性锥切。妊娠期诊断性宫颈锥切术的理想时间是孕24周之前,特别是孕14~20周。孕24周后,宫颈锥切术应延迟至胎儿成熟、分娩后进行。

(三)治疗

对妊娠期宫颈细胞学异常的妇女进行阴道镜检查,排除浸润癌。美国阴道镜检查与宫颈病理协会制订了宫颈细胞学异常妇女诊疗指南,提出对于妊娠期妇女宫颈细胞学异常的处理原则。

1.意义不明的不典型细胞

由于宫颈癌的发生率仅0.1%~2%。发生高度病变的概率也很低,处理原则同非妊娠期,即不做特殊处理。对于需要做阴道镜检查的患者可推迟至产后6周进行。

2.高度可疑不典型鳞状细胞

7%~12%为CINⅡ、CINⅢ,对其首选阴道镜检查。如未检出CINⅡ、CINⅢ,则需在产后6周重新评价,复查细胞学及HPV,阳性者行阴道镜检查。

3.低级别鳞状上皮内病变

经过活检18%为CINⅡ、CINⅢ,0.03%为浸润癌,因此对于此类妊娠妇女首选阴道镜检查,无病变证据者产后6周复查。

4.高级别鳞状上皮内病变

应首选阴道镜检查,并强调需由有经验的医师来进行阴道镜检查。如有生育要求,可遵照低级别鳞状上皮内病变处理原则,定期(每8~12周)复查阴道镜。在此期间若疑有病变进展应再次取活检。在确保没有浸润癌的前提下密切观察直至分娩后再予以治疗。在治疗前须于产后8~12周再行阴道镜检查和活检,对病变重新评估。如不保留胎儿,则终止妊娠,再按非孕期高级别鳞状上皮内病变处理。

5.不典型腺细胞

阴道镜检查,但不能进行颈管搔刮和取颈管内膜。

6.其他

对于 HPV 阳性且细胞学阴性孕妇,产后 6 周复查 HPV DNA 及细胞学。

也有观点认为除妊娠期高级别鳞状上皮内病变需行阴道镜检查外,其他妊娠期宫颈上皮内病变可以观察,产后复查再处理。

(四)预后及随访

一般认为产后 2 个月妊娠期的宫颈变化恢复正常,故应于产后 2 个月后行细胞学、阴道镜及活组织检查,根据病理结果进行处理。治疗后每 3 个月随访 1 次,2 次后 6 个月随访 1 次,再以后每年随访 1 次。即使产后恢复正常的妇女,仍是远期 CIN 复发的高危人群,均应严密随访,至少 5 年。

二、妊娠合并宫颈浸润癌

妊娠合并宫颈癌是指在妊娠期间和产后 6～12 个月发现的宫颈癌。涉及妊娠期、分娩期和产后约 1 年的时期,又称为妊娠相关性宫颈癌。妊娠合并宫颈癌并不常见,约 3% 宫颈癌患者可同时妊娠。

(一)病理生理

妊娠合并宫颈癌最常见的组织学类型为鳞癌,尤其是低分化鳞癌,其次为腺癌、腺鳞癌及黏液腺癌等。妊娠期体内激素水平发生了明显变化,促使阴道及宫颈上皮发生生理性变化,如鳞状上皮化生、间质细胞蜕膜反应、子宫内膜腺体增生、腺体上皮增生或腺瘤样增生等,容易与宫颈上皮内病变或癌相混淆而导致误诊,因此妊娠期宫颈刮片或活检疑为癌变时,必须慎重做出判断。

(二)临床表现

妊娠合并宫颈癌的症状及体征与非孕期相同,早期多无症状,或症状轻微,仅表现为阴道分泌物增加、阴道不规则流血与接触性出血。早期病变表现为宫颈光滑或轻度糜烂。晚期则随肿瘤进展出现相应的症状和体征。

(三)诊断

妊娠期发现阴道流血或者异常分泌物增加,排除产科因素后,若疑为宫颈病变,应该遵循宫颈病变三阶梯步骤进行筛查,即细胞学检查(必要时同时行高危型 HPV 检测)、阴道镜检查、活体组织病理学检查最终确诊。

(四)临床分期

妊娠合并宫颈浸润癌的临床分期与非妊娠期相同。由于妊娠造成宫颈和宫颈旁组织水肿,使宫颈和宫旁的查体不准确。B 超和 MRI 检查可以辅助确定肿瘤的大小、宫颈旁有无转移和增大的淋巴结,对胎儿无明显不良影响。

(五)治疗

妊娠期宫颈癌的治疗主要取决于肿瘤分期、组织学类型、诊断时的孕周、孕妇对于生育的要求,需充分评估、知情同意后进行规范的个体化治疗。

1.ⅠA 期宫颈癌

(1)ⅠA1 期、并且切缘阴性,则可以在严密监护下暂时不采取治疗,等待妊娠足月,在产后 6 周行筋膜外子宫切除术。

(2)ⅠA2 期不伴有淋巴管浸润者,也可以随访至足月行剖宫产术,同时行改良广泛性子宫切除术。

2.ⅠB～ⅡA 期

(1)低于 20 孕周:首选手术治疗,多建议终止妊娠,行流产或剖宫取胎术。同时行广泛全子宫切除术和盆腔淋巴结清扫术。也可选择盆腔外照射,照射剂量 4 500 cGy,此时患者通常会发生流产,然后再进行腔内放疗;如未发生流产,则行改良广泛子宫切除术以切除残余的中心肿瘤,可以不切除盆腔淋巴结。

(2)超过 20 孕周:如患者坚决要求生育,可待胎儿有存活能力后再行宫颈癌的治疗,这也被称为宫颈癌的延迟治疗,一般认为不会影响预后。如胎儿肺成熟,即可行剖宫产终止妊娠,同时行广泛全子宫切除术和盆腔淋巴结清扫术。若胎儿未成熟,可行新辅助化疗,随诊至胎儿可存活,行剖宫产,同时行根治性手术或术后放疗。鉴于妊娠期宫颈癌患者大多数为年轻妇女,选择手术治疗,可以行卵巢移位,保留卵巢,避免或减少放疗的不良反应,有助于提高患者的生活质量。但两种方法中,哪一种更能提高患者的生存率,目前尚无定论。

3.ⅡB 以上

首选放疗,放疗时机根据孕周和胎儿能否存活而定。

(1)早期妊娠:直接放疗,如发生流产,即行清宫术,术后继续放疗。

(2)中期妊娠:可先行剖宫取胎术,术后 2 周开始放疗,也有学者主张直接放疗,以免延误宫颈癌治疗时机。放疗过程中,70%患者将发生流产。

(3)晚期妊娠:观点不统一,有学者认为如要求保留胎儿可行先期化疗,随诊至胎儿成熟,行剖宫产,在腹部切口愈合后即开始全盆腔放疗,剂量为 5 000～6 000 cGy,待外照射结束后,行腔内放疗。也有学者认为晚期宫颈癌应及时治疗,不宜延迟。如胎儿已成熟即行剖宫产术,术后放疗。胎儿未成熟则放弃胎儿,行剖宫取胎术,术后放疗,也有学者主张直接放疗。

4.终止妊娠的方式

应选择剖宫产术终止妊娠。研究表明,经阴道分娩可增加难产、大出血和会阴伤口部位肿瘤种植转移与复发率。

5.孕期根治性宫颈切除术

有文献报道了 15 例孕期广泛宫颈切除术(14 例≤ⅠB1 期,1 例为ⅠB2 期),术中均行盆腔淋巴结清扫术。7 例为经阴道手术,8 例为开腹手术。ⅠB2 期患者术后数小时后流产。14 例患者(2 例为ⅠA2 期,12 例为ⅠB1 期),在孕 4～19 周间完成手术,仅 1 例患者术中发现淋巴结转移,该患者孕 30 周行剖宫产及子宫切除术,术后放疗。5 例在术后 0～16 天流产,流产率较高。鉴于目前报道的病例数有限,随访时间短,对此术的优点尚无法下结论,也很难明确保留胎儿对患者预后的影响。

(六)预后

多数文献报道,妊娠合并宫颈癌患者的预后较非妊娠期宫颈癌差。妊娠合并宫颈癌患者的 5 年生存率为 70%～78%,而非妊娠期患者为 87%～92%。这可能与妊娠期母体受高雌激素水平和盆腔血流丰富的影响,可能促进肿瘤细胞的迅速生长,加速肿瘤细胞的扩散与转移密切相关。另外,妊娠相关性宫颈癌常为组织低分化、淋巴结转移率高,预后较差。

第二节　妊娠合并子宫体肿瘤

一、妊娠合并子宫肌瘤

子宫肌瘤是女性最常见的良性肿瘤,多见于 30～50 岁的育龄期女性,发病率高达 20%～30%。因此,妊娠合并子宫肌瘤患者并不少见。妊娠合并子宫肌瘤的发病率为 0.1%～12.5%,占妊娠的 1.0%～3.9%。随着生育年龄的推迟及超声检查技术的提高,妊娠合并子宫肌瘤的发生率呈逐渐上升趋势。妊娠合并子宫肌瘤发生流产、早产及胎盘位置异常、胎位异常的风险高达 10%～30%,已经纳入高危妊娠的范畴。

(一)妊娠和子宫肌瘤的相互影响

1.子宫肌瘤对妊娠的影响

子宫肌瘤是否影响妊娠主要取决于其生长部位、类型、大小和数目。肌瘤小、浆膜下肌瘤和近浆膜面的肌瘤对受孕影响甚微,但宫颈肌瘤可能会妨碍精子进入宫腔,宫角部肌瘤可因压迫输卵管间质部而阻碍精子和卵子的结合。黏膜下或肌壁间肌瘤单个较大或数目较多时,常导致肌瘤表面的子宫内膜供血不足或萎缩,同时使宫腔变形,不利于受精卵着床,20%～30%子宫肌瘤患者合并不孕。

即使着床后,随着孕期妊娠物的增大导致宫腔内压力加大,会诱发子宫收缩,导致流产或早产。妊娠晚期,巨大肌瘤、多发性肌瘤、浆膜下肌瘤合并蒂扭转均可使子宫变形,常致胎位不正,臀位、横位及斜位发生率升高;胎盘的附着和正常发育也受肌瘤的影响而导致胎儿生长受限,前置胎盘和胎盘早剥的发生率也较高。分娩期,位于子宫峡部或宫颈后唇的肌瘤或有蒂的浆膜下肌瘤突入子宫直肠陷窝可阻塞产道、影响胎先露下降而发生梗阻性难产,剖宫产的概率增高。同时,由于肌瘤的存在致子宫收缩乏力而使产程延长。分娩后宫缩乏力及胎盘粘连引起产后出血和子宫复旧不良、产褥感染等。

妊娠合并子宫肌瘤最严重的并发症是子宫扭转,临床上罕见。通常是在妊娠晚期,在孕妇突然改变体位或者胎动等诱因下,生长于子宫一侧的肌瘤可使子宫突然发生扭转,其症状表现为剧烈腹痛,甚至休克,需与卵巢囊肿蒂扭转相鉴别。一旦发生,必须及时剖腹探查,确诊为子宫扭转后,应根据扭转程度、子宫血运情况及胎儿是否存活考虑子宫复位、剖宫取胎或子宫切除。

2.妊娠对子宫肌瘤的影响

(1)肌瘤大小的变化:传统观点认为孕期雌激素受体及雌激素含量明显增高,会使子宫充血,平滑肌细胞肥大水肿,肌瘤增大,然而目前研究证实,妊娠期子宫肌瘤增大并不明显。研究发现,妊娠满20周前大约45%的肌瘤体积有所增大,妊娠20周以后仅约25%肌瘤体积会增大,75%的肌瘤体积无明显变化甚至有所减小。

(2)肌瘤位置变异:随着妊娠期子宫增大,肌瘤的位置会发生相应的变化,如产道内和邻近产道的肌瘤在妊娠后可随着子宫增大而上移,可缓解对产道的阻塞。

(3)妊娠后由于孕妇体内雌、孕激素水平明显增高,使子宫平滑肌细胞肥大水肿,而出现供血相对不足,可引起肌瘤玻璃样变、囊性变及肌瘤红色变性等,究其原因主要是肌瘤快速增大导致肌瘤内血液循环出现障碍,再加上不断增大的胎儿对肌瘤产生的机械性压迫。肌瘤红色变性临床多表现为腹部疼痛、呕吐、体温升高、白细胞计数增高,多数患者症状不明显,目前冠以"妊娠期肌瘤性疼痛综合征"。

(4)浆膜下带蒂肌瘤妊娠后可发生肌瘤的蒂扭转,常发生于妊娠3个月后,增大的子宫逐渐由盆腔升入腹腔,活动空间变大,肌瘤的活动性也变大,易发生蒂扭转。此时应与急性阑尾炎、卵巢囊肿蒂扭转合并妊娠等相鉴别。

(二)诊断

由于B超的广泛应用,特别是许多妇女妊娠前已确诊有子宫肌瘤,所以妊娠合并子宫肌瘤的诊断一般并不困难,国内外报道其准确率高达70%~80%,如果妊娠前未发现子宫肌瘤,肌瘤在妊娠过程中明显增大变软,容易被误诊及漏诊。诊断要点包括以下几点。

(1)妊娠前已有子宫肌瘤。

(2)妊娠后发现子宫的实际大小超过停经时间,妇科检查发现子宫表面不规则,有结节状突起或者孕妇易频发宫缩者,应怀疑是否合并肌瘤。

(3)B超检查发现子宫切面中妊娠的声像特征及子宫肌瘤声像特征并存。

(三)治疗

1.妊娠前子宫肌瘤的治疗

有生育要求的子宫肌瘤患者,在准备妊娠前,应根据症状及肌瘤的部位、大小、数目全面考虑。

(1)期待疗法:肌瘤较小,无明显症状和体征,可暂不处理,定期复查,若出现明显症状或肌瘤增大速度较快,需采用手术治疗,在妊娠过程中严密观察。

(2)药物治疗:适用于症状轻、依从性好、有迫切的保守治疗意愿或全身情况不可耐受手术的子宫肌瘤患者。常用的药物有促性腺激素释放激素类似物(gonadotropin releasing hormone analogues,GnRH-a)、抗孕激素制剂及传统中药制剂等。

促性腺激素释放激素类似物:可采用大剂量连续或者长期非脉冲式给药方法,其机制在于抑制垂体合成和释放FSH及LH,降低体内雌、孕激素水平近绝经后状态,进而抑制肌瘤生长,并使其萎缩,间接缓解一系列由肌瘤引起的贫血、疼痛、压迫等临床症状。一般选择长效制剂,每28天皮下注射1次,也可用于术前用药缩小肌瘤体积。随着用药时间延长,用药患者出现围绝经期综合征症状及骨质疏松的风险增加,在用药期间可抑制排卵,且不同患者的药物敏感性存在差异,对于有妊娠需求的妇女,选择该药控制肌瘤大小时应充分考虑用药及停药时机,不可长期用药。目前,临床上使用的 GnRH-a 主要有曲普瑞林、亮丙瑞林、戈舍瑞林等。

抗孕激素制剂:常用药物为米非司酮,其机制在于拮抗孕激素,从而达到抑制肌瘤生长的目的。一般以联合用药为主,采用 12.5 mg/d 口服给药,也可作为术前辅助用药。因抗孕激素与妊娠需求相违背,且其长期使用,可导致子宫内膜受雌激素单相作用而增加子宫内膜增生的风险,应妥善控制用药时长。

传统中药制剂:常用药物为桂枝茯苓胶囊。桂枝茯苓方剂是我国传统的中药制剂,现代制药工艺改善了用药的便利性和药物效能,但在获得肯定疗效的同时,对于有妊娠需求的患者而言,其近期的妊娠相关不良反应仍未明确,故该患者群体需慎用。

(3)手术治疗:手术方式主要包括子宫肌瘤剔除术(开腹或腹腔镜)、经阴道子宫肌瘤剔除术和宫腔镜下黏膜下肌瘤电切术。其适应证包括孕前子宫超过10 周妊娠大小,肌瘤较大(>5 cm),患者存在明显的临床症状。特殊部位的肌瘤,包括宫颈和宫角肌瘤或者多发性子宫肌瘤多次流产史或长期不孕者。术后有望提高生育能力,并可预防妊娠后肌瘤发生的各种并发症。过去观点认为术后需严格避孕 1～2 年,但国内有学者认为,术后的避孕时间应结合术前超声及术中所见肌瘤大小及位置深浅决定:①浆膜下肌瘤、肌壁间肌瘤距离内膜>5 mm者,可以不避孕;②肌瘤底部距离内膜 3～5 mm 者,避孕 3～6 个月;③肌瘤底部贴近内膜或者术中穿通宫腔者,避孕 1 年;④如需体外受精-胚胎移植(in vitro fertilization and embryo transfer,IVF-ET)者可先取卵全胚冷冻,择期移植,告知患者需避孕 1 年,建议单胎移植。

(4)肌瘤剥除术中注意事项:①子宫切口方向的选择应有利于缝合,子宫肌层内环、外纵、中间为交织状,应选择有利于缝合的切口方向;②使用单极电切方式切开肌壁组织,避免过多电凝止血,电凝过多可能导致术后组织液化、无效腔形成;③子宫肌层出血主要依靠肌层收缩压迫螺旋动脉止血,但缝合时应注意不要缝合过紧过密影响术后血供、造成组织坏死;④子宫切口应对合整齐不留无效腔,深部肌瘤或者特殊部位肌瘤分层缝合,尽量避免穿透子宫腔;⑤维持子宫正常形态,在保证手术顺利前提下尽量减少子宫切口长度。有关文献报道,子宫肌瘤切除术后妊娠率为 30%～40%。一般认为,开腹手术与腹腔镜手术术后妊娠率相当且极少妊娠子宫破裂发生。

(5)其他治疗：子宫肌瘤新的手术治疗方式包括子宫动脉栓塞术、高强度聚焦超声治疗等。与传统手术方式相比，这些手术有自己的优势，然而这些手术方式对于术后妊娠是否发生流产、早产等存在争议。

2.妊娠期子宫肌瘤的治疗

(1)非手术治疗：孕早期发现妊娠合并子宫肌瘤，根据肌瘤对胎儿的影响，一般不对子宫肌瘤作处理，保守治疗过程中应密切监测肌瘤大小与胎盘关系及母儿状况，定期产前检查，注意防止流产、早产。一旦出现先兆流产或早产，立即就医，可适当给予镇静剂或子宫收缩抑制剂等。若肌瘤较大，继续妊娠会产生并发症者可考虑终止妊娠。妊娠中期后，一般认为，无论肌瘤大小、单发还是多发，以在严密监测下行保守治疗为首选。如子宫肌瘤影响到胎儿在宫内生长发育，或者发生红色变性，经保守治疗无效或发生子宫肌瘤蒂扭转坏死、子宫肌瘤嵌顿，出现明显压迫症状者，则需行肌瘤剔除术。

(2)手术治疗：一般不主张妊娠期行肌瘤切除，主要原因包括以下4种。①手术可刺激子宫收缩，诱发流产或早产；②妊娠期间由于雌、孕激素刺激，子宫肌瘤变大变软，肌瘤血供丰富，与周围组织界限欠清晰，剥离时常出现大出血；③术后子宫壁切口可能在妊娠晚期时破裂；④分娩后激素水平的下降可使肌瘤体积明显缩小。

然而，在某些特殊情况下，可考虑手术治疗，手术方式可选择腹腔镜或开腹手术。手术的适应证包括：①肌瘤增长迅速或发生嵌顿，影响妊娠继续或考虑恶变；②因肌瘤引起的腹痛、宫缩、阴道出血，或红色变性，刺激腹膜有急腹痛、低热等症状，保守治疗无效；③肌瘤压迫邻近器官，出现严重症状；④肌瘤与胎盘位置接近，易产生收缩不良致产后出血及胎盘滞留；⑤认为肌瘤可能是既往流产、早产的原因。术后充分卧床休息，给予子宫收缩抑制剂及抗生素，加强胎儿监护。

3.分娩期子宫肌瘤的治疗

妊娠晚期应综合考虑肌瘤生长部位、胎儿及孕妇情况，选择合适的分娩方式，但无论选择阴道分娩还是剖宫产，均应做好产前准备，如备血、预防和治疗产后出血，做好处理各种产科并发症的准备，必要时行子宫切除。

剖宫产的适应证包括：①肌瘤位于子宫下段或宫颈，可阻塞产道，影响胎先露下降或并发前置胎盘及胎位异常者。②胎盘种植于肌瘤的表面，易引起胎盘粘连或植入，有可能引起产后大出血。③曾经实施过肌瘤切除。

除上述情况外均可阴道试产，但应严密观察宫缩及产程情况，特别是要重视胎儿娩出后胎盘剥离情况和子宫收缩不良可能引起的产后大出血。

4.剖宫产术中的子宫肌瘤处理策略

(1)非手术治疗：剖宫产的同时是否行子宫肌瘤剔除术始终存在着争议,应根据肌瘤的大小、部位、产妇的具体情况而决定。传统观念认为,由于妊娠时肌瘤界限不清,妊娠子宫较大,血液丰富,术中止血困难,术后感染机会增加等原因,除带蒂浆膜下肌瘤、靠近剖宫产子宫切口容易剔除的肌瘤或不太大的浆膜下肌瘤外,一般多不主张行剖宫产的同时行瘤剔除术。

(2)手术治疗：随着剖宫产技术的提高及抗生素的广泛应用,有些学者认为行剖宫产的同时行剔除肌瘤的手术难度并未明显增加,但如若不处理肌瘤,不仅因为产后子宫复旧不良可能会引起产后出血及产褥期感染,而且可能因为二次手术而增加产妇的心理负担。研究发现,行剖宫产的同时行肌瘤剔除术不但不会增加手术难度、术中和产后出血量、新生儿窒息率和产褥期感染率,而且会有效减少二次手术的机会。因此认为行剖宫产的同时行肌瘤剔除术对于某些患者来说是必要而且可行的,但应严格掌握适应证,以及缩宫素或血管阻断技术的及时应用。一般先行剖宫产,除肌瘤需经宫腔内切除外,先缝合子宫切口后再剔除肌瘤。若较大的肌瘤位于子宫下段切口处并影响胎儿的娩出,可先行剔除术,但应注意操作应迅速和避免出血,以免造成胎儿危害。

5.产褥期的治疗

在产程中的处理包括注意胎先露高低、胎方位及监测产程进展,及时发现难产和纠正难产。产后的处理包括加强子宫收缩药物的应用及子宫收缩和阴道出血的观察,注意预防产后出血、感染。肌壁间肌瘤及黏膜下肌瘤影响子宫复旧,在产褥期有导致感染及晚期产后出血的可能,治疗措施除了加强宫缩剂外还包括抗生素的应用。

6.子宫肌瘤红色变性的治疗

红色变性常发生在妊娠中晚期或产褥期,临床表现为持续性下腹剧痛、高热,伴有恶心呕吐,肌瘤部位有明显的压痛、反跳痛。临床处理首选保守治疗,包括心理安慰、卧床休息,充分静脉补液及一般支持治疗,可适当给予镇静剂、止痛剂,如有规律的宫缩可以给予宫缩抑制剂,应用抗生素预防感染。若保守治疗无效或疼痛剧烈无法缓解,可行肌瘤剔除术。

二、妊娠合并子宫内膜癌

子宫内膜癌是仅次于宫颈癌的女性常见生殖道恶性肿瘤,且近年来发病率呈上升趋势,但由于子宫内膜癌好发于围绝经期与绝经后妇女,75%病例发生在

50 岁以后,20％在 40～50 岁,5％发生于 40 岁以内,极少数发生于 20 岁左右的青年妇女,并且年轻妇女的子宫内膜癌多合并无排卵性功能失调性子宫出血、不孕、多囊卵巢综合征,因此子宫内膜癌合并妊娠极其少见。

(一)病理类型

妊娠合并子宫内膜癌的主要病理类型是腺癌及其癌前病变,即子宫内膜不典型增生。

(二)临床表现

妊娠合并子宫内膜癌主要的临床表现为孕期不规则阴道流血或产后大出血,但亦有无明显症状在剖宫产时才发现是妊娠合并子宫内膜癌者。

(三)诊断

妊娠合并子宫内膜癌主要临床表现为阴道不规则流血。若足月产后或者早产后出现不能解释的不规则阴道流血,应警惕合并子宫内膜癌的可能性,诊断性刮宫仍是其诊断方法,可根据分段诊刮病理报告明确诊断。

(四)治疗

妊娠合并子宫内膜癌一经确诊,其治疗应根据肿瘤分期、肌层浸润深度、组织分化程度、病理类型及有无生育要求综合考虑。对早期妊娠合并子宫内膜癌者,可直接手术治疗终止妊娠,中期妊娠合并子宫内膜癌可先行化疗或者放疗再行手术治疗,而对于晚期妊娠胎儿有存活可能时,可先行剖宫取胎,然后再行子宫切除术,必要时手术后辅助化疗、放疗及激素治疗。对于产后出血的病例,首先应考虑胎盘部分残留、植入性胎盘及绒毛膜癌等,也应考虑合并子宫内膜癌的可能性,行进一步检查,如 B 超及 CT、MRI 等检查有助于明确诊断,对可疑病例进行诊断性刮宫病理检查以明确诊断。对于有强烈生育要求的患者,可根据其病情在严密观察下行保守治疗。

第三节 妊娠合并卵巢肿瘤

妊娠合并卵巢肿瘤临床并不少见,以往通常在产科查体、剖宫产时偶然发现或因肿瘤扭转、破裂出现急腹症时才得以诊断。近年来随着超声技术在产前检查中的普遍应用,剖宫产率的增加及人们保健意识的提高,妊娠合并卵巢肿瘤的发现率明显提高。文献报道的发生率差异较大,从 0.08%～0.9%(妊娠次),其中良性肿瘤占 95%～98%,卵巢恶性肿瘤合并妊娠相对较少,占 2%～5%(非孕期占 15%～20%),分为原发性和转移性两大类,原发性为主,居妊娠期女性生殖道恶性肿瘤第二位。妊娠合并卵巢肿瘤较非孕时更易发生扭转、破裂,可引起流产、早产,分娩时梗阻产道导致难产、滞产,危害母儿安全,需引起我们重视。

妊娠合并卵巢肿瘤的患者临床处理较为棘手,原因在于:①妊娠与肿物的相互影响,包括妊娠对肿瘤的影响及肿瘤对妊娠、胎儿及分娩的影响;②肿瘤的治疗(手术、化疗或放疗)将对妊娠结局产生影响。因此对妊娠合并卵巢肿瘤的应权衡利弊,兼顾母亲及胎儿,个体化处理。

一、病理类型

妊娠期附件包块绝大多数为无症状的功能性囊肿,如黄体囊肿、滤泡囊肿等,多在中孕早期自然消退。如果妊娠 14 周以后囊肿仍持续存在就应考虑行手术探查。妊娠合并良性肿瘤中以囊性成熟性畸胎瘤最多见,约占 50%,其次为浆液性囊腺瘤、黏液性囊腺瘤。妊娠期卵巢交界性肿瘤较少见。妊娠期恶性肿瘤近 50%为上皮来源,恶性生殖细胞及性索间质肿瘤占 30%,余 20%由罕见的实体瘤如癌肉瘤或卵巢继发性转移性肿瘤组成。

二、诊断

(一)妊娠合并卵巢肿物的诊断

1.症状与体征

因肿瘤大小与孕龄及肿瘤性质不同而有所不同。肿瘤较小者可无任何症状,或仅有下坠感。肿瘤中等大小以上者,早中孕期、产褥期行常规超声和妇科检查时可被发现;肿瘤较大时,可产生压迫症状如心悸、呼吸困难、胸闷、下肢水肿等;若肿瘤嵌顿在盆腔可能会阻碍正常分娩。妊娠合并卵巢恶性肿瘤早期通常无明显症状,中晚期可能出现明显腹胀、腹水、消瘦等,有时出现不规则阴道流血。症状特点与非孕期患者相似,病史短,病程进展快,短期内出现明显腹痛、腹胀及腹水征,甚至恶病质。但其症状可能被妊娠反应、妊娠期增大的子宫等妊娠期变化所掩盖。

2.辅助检查

有报道指出,86.6%的妊娠合并卵巢肿瘤经超声检出。超声作为卵巢肿瘤的检查手段已被广泛应用于临床,其无创性及安全性特别适用于妊娠期妇女。

超声不但可了解肿物的位置、形态、大小及与子宫的关系,还能判断肿物的内容物及血流,结合盆腔检查综合判定卵巢肿瘤的类型。卵巢恶性肿瘤超声提示:卵巢实质性或混合性包块,血流信号丰富,血流阻力指数降低,肿物内回声不均,伴乳头生长,囊壁轮廓不清、囊壁及隔较厚、边缘不整,伴有腹水。磁共振成像(MRI)作为一种影像学的检查方法,在妊娠期间使用是安全的,但其费用昂贵,不宜作为常规检查,仅在超声检查诊断困难、无法辨认肿瘤的来源或可疑邻近器官及淋巴结癌转移时使用。肿瘤标记物检查是判断卵巢良、恶性肿瘤的一种参考指标。卵巢上皮性肿瘤以 CA125、CA19-9 为主,生殖细胞肿瘤以 HCG、AFP为主。值得注意的是,妊娠期肿瘤标记物如同雌、孕激素等一样,其血清值均有不同程度的生理性升高。

(二)妊娠合并卵巢肿瘤发生蒂扭转、破裂的诊断

孕妇出现急腹症症状,剧烈腹痛,伴恶心、呕吐,继发感染时可出现发热及白细胞计数的异常升高。腹部查体可扪及局部压痛,因妊娠后子宫增大,腹膜刺激症状不如非孕期明显。文献报道1%～7%的卵巢肿物在孕期发生扭转,尤其多发于早孕期。由于临床表现与流产或早产相似,较易误诊或漏诊,可能与子宫增大、附件移位使疼痛的部位及性质发生变化有关,应详细询问病史并查体,并借助超声及其他相关实验室辅助检查来帮助诊断。

三、治疗

妊娠合并卵巢肿瘤的处理尚缺乏规范的处理指南,但应考虑遵循以下原则。①尽量维护母体的健康,特别是合并卵巢恶性肿瘤者,应以遵循恶性肿瘤治疗原则为基本考虑;②妊娠合并卵巢恶性肿瘤应积极治疗:按癌瘤诊治规范施行;③尽量保护胎儿或新生儿免受肿瘤治疗的不利影响:肿瘤治疗的主要手段包括手术、化疗和放疗均可能对胚胎、胎儿产生不利影响,如致畸、流产与早产等。有些肿瘤的治疗还涉及哺乳对婴儿的影响;④尽量保留母体的生理与生育功能:妊娠合并卵巢肿瘤的治疗应个体化,在遵循治疗规范的前提下注意保护卵巢、子宫,以维系其生理和生育功能,提高其生活质量;⑤妊娠期行手术应考虑到妊娠可能的影响,如妊娠导致组织水肿,液体在血管外重新分布,盆腔脏器血流增加及解剖学改变等,因此手术应由有经验的妇科肿瘤医师施行。

妊娠早期发现肿瘤,可根据盆腔检查的结果,决定手术时机。如果盆腔检查发现卵巢肿瘤直径＜10 cm,以囊性为主,单侧性,包膜完整,活动性好,可参考B超波检查所提示囊肿大小、性质,是否有囊内乳头,孕妇血清 CA125 是否在正常范围内,再确定是否可以在随诊观察到妊娠中期处理。B超提示肿瘤直径≤5 cm,如囊肿在妊娠早期自然消退,为卵巢生理性囊肿。妊娠中期(超过16周)以后仍存在的附件区囊肿,囊内无乳头生长,如无并发症,可待分娩后处理。肿瘤持续增大者应在孕中期行手术探查。B超提示肿瘤直径>5 cm、单纯囊性、囊内无乳头生长,可待至孕中期行手术探查;对囊内有乳头生长者或实性高度怀疑恶性时,不考虑妊娠月份,及时行剖腹探查,并送冷冻切片快速病理学检查。对肿瘤蒂逆转、破裂、感染者立即行手术探查。

(一)妊娠期卵巢良性肿瘤,应行肿瘤剥除术

16~22周是处理卵巢肿瘤的最佳时期,胎盘已能分泌足够的孕激素维持妊娠,手术后的流产率明显低于孕早期,且子宫尚不是很大,有足够的空间进行手术。有内镜经验者可考虑行腹腔镜手术,肿瘤并发症引起急腹症并非腹腔镜手术禁忌。22周以后手术将对妊娠产生不利影响,应尽可能等待胎儿成熟后,于剖宫产的同时处理卵巢肿瘤。早期妊娠手术术中破坏妊娠黄体或行附件切除术时,术后需补充足量孕激素以避免黄体功能不足而诱发流产。

(二)妊娠合并卵巢交界性肿瘤

妊娠期卵巢交界性肿瘤较少见。与非妊娠期的交界性肿瘤相比,孕期交界性肿瘤具有一些较特异的组织学表现,包括活跃的上皮增生、大量嗜酸性细胞及腔内黏液。这些特异性改变是与妊娠期内分泌改变有关。妊娠终止,肿瘤即出现退行性变,预后也较好。因此,应注意勿将妊娠期交界性肿瘤误认为低度恶性的乳头状癌。绝大多数妊娠合并卵巢交界性肿瘤国际妇产科联盟分期为Ⅰ期,可保留妊娠而行患侧附件切除及全面分期手术。一项新近的研究发现,约20%的患者分期术后诊断为Ⅱ～Ⅲ期疾病。由于孕期对盆腔腹膜及道格拉斯陷凹的检查准确性差,因此卵巢交界性肿瘤的患者可先行单侧附件切除,分娩后再行分期手术。

(三)妊娠合并卵巢恶性肿瘤

妊娠期卵巢恶性肿瘤较少见,且大多数属早期病例,产科结局良好。妊娠合并卵巢恶性肿瘤,处理与非孕时相似,以手术为主,辅以化疗。终止妊娠的时机主要取决于孕周,结合孕妇与家属意愿决定。在孕早期发现恶性肿瘤,应尽快终止妊娠;在孕中期,若病情允许,可期待治疗以提高胎儿存活率;在孕晚期,估计胎儿成熟可终止妊娠。局限在一侧卵巢且为低度恶性的肿瘤,可考虑行保留生育功能(保留子宫和对侧附件)的手术,该类患者必须具备以下条件:①年轻、渴望生育;②ⅠA期;③细胞分化良好(G1);④对侧卵巢外观正常;⑤有条件随诊。完成生育后视情况再行手术切除子宫及对侧附件。

妊娠合并卵巢浸润性上皮癌,高度怀疑卵巢恶性肿瘤的盆腔包块应尽早手术,以明确诊断。术中切除肿瘤后立即剖视,并行冰冻切片检查。如确为恶性,则要根据肿瘤侵犯范围、妊娠周数、患者及家属意愿决定是否继续保留妊娠;进而根据肿瘤的组织学类型、分期决定手术方式及范围。对于国际妇产科联盟ⅠA期G1的病例,可行保留生育功能的手术。卵巢上皮癌病变已达Ⅱ期或Ⅱ期以上时,不应考虑继续妊娠或保留生育功能问题。早期患者行全面分期手术和术后辅助化疗,晚期病例应及时终止妊娠并行卵巢癌标准治疗。如孕妇希望维持妊娠,可选择:①先行保留妊娠的手术并行化疗,计划性分娩后再行完整的分期手术;②行新辅助化疗维持至胎儿成熟,产后行肿瘤细胞减灭术。与非孕期卵巢癌患者一样,化疗方案可选紫杉醇/卡铂,贝伐珠单抗在孕期的应用尚缺乏证据。

妊娠合并卵巢非上皮性恶性肿瘤(恶性生殖细胞或性索间质肿瘤),多数患者处于国际妇产科联盟Ⅰ期,可行保留生育功能的手术,无性细胞瘤双侧发生率高,建议探查对侧卵巢,不主张楔形切除。分娩后再考虑行全面分期手术。化疗的指征与非孕期相同。非孕期患者首选BEP化疗方案,而妊娠合并卵巢非上皮性恶性肿瘤的患者可行紫杉醇/卡铂或顺铂/长春新碱/博来霉素化疗方案。早孕期化疗是禁忌的,因致畸率及流产率高。妊娠中晚期化疗胎儿先天性畸形的风险不大于一般人群,然而化疗可能引起胎儿生长受限、低出生体重或影响中枢神经系统发育。对于此类患者,需将风险告知患者及家属,慎重选择。

对于卵巢恶性肿瘤保守手术的处理宜持慎重态度,考虑患者或家属的主观愿望,向患者讲明利害关系和风险,由患者自己与家属共同知情决定。

(四)卵巢囊肿扭转的处理

尽管卵巢肿瘤出现扭转的发生率很低,但一旦发生即有手术指征。发病时往往腹痛剧烈,需急症手术。术中将卵巢肿瘤剔除,将卵巢复位;若确定卵巢已坏死,需行切除术。若手术在孕28~34周进行,有诱发早产的可能,术前应予地塞米松促胎肺成熟。

(五)剖宫产术中发现卵巢肿瘤的处理

Yen等报道大约1/5患者直到卵巢肿瘤发生扭转时或剖宫产术中偶然发现卵巢肿瘤。因此,剖宫产术中应常规探查双侧附件,及时发现卵巢肿瘤。若有多个良性肿瘤,原则上应切除所有卵巢肿瘤,以免延误治疗,增加并发症及恶变风险;若可疑肿瘤恶变,治疗原则与非孕时相同。

四、预后

影响预后主要因素包括手术分期、肿瘤组织学分级和组织学类型。Gray 报道大多数妊娠合并卵巢癌和交界性肿瘤为早期,65.5% 的妊娠合并卵巢癌和81.7% 的交界性肿瘤为局限性(国际妇产科联盟分期ⅠA、ⅠB 期);51.9% 的卵巢癌患者组织学分级为 1 级或 2 级;妊娠期患者均为年轻女性,生殖细胞肿瘤所占比例较高,约 39.1%(非孕期 15%~20%),其中以无性细胞瘤最多见,因此妊娠合并卵巢癌患者总体预后较好。

第四节　妊娠合并其他肿瘤

一、妊娠合并外阴癌

外阴癌约占女性生殖系统恶性肿瘤的 4%,多见于绝经期妇女,妊娠合并外阴癌者少见。随着 HPV 感染率上升,外阴鳞状上皮内瘤变(squamous vulvar intraepithelial neoplasia,VIN)及外阴癌在年轻妇女中增多。

(一)病理类型

多数妊娠合并外阴癌者病理类型为鳞癌,占 80% 左右,其次为恶性黑色素瘤。另外,基底细胞癌、疣状癌、外阴佩吉特病、非特异性腺癌和巴氏腺癌也占有一定比例。外阴上皮内瘤变好发于年轻妇女,VIN 有两种:①寻常型 VIN(疣状,基底细胞样和混合型),其中多数病例与人乳头瘤病毒(HPV)感染相关;②分化型 VIN,主要见于年长妇女,常与硬化性苔藓和(或)鳞状上皮过度增生相关。

(二)临床表现

(1)外阴瘙痒,经久不愈。

(2)外阴肿块形成,并逐渐增大。

(3)阴道分泌物增多。

(4)外阴或阴道不规则出血。

(三)诊断

外阴癌由于发生在外阴体表,容易发现且经局部病灶组织活检、病理学检查而得到确诊。但妊娠期合并外阴癌时,往往因妊娠期湿疣及表皮内病损的发生率有所增多,这些病变易与外阴癌混淆。因此,在有妊娠的情况下,对外阴部位可疑病灶进行活组织检查,活检的组织要有足够的大小和深度,应包含部分皮下脂肪组织的整块切除活检(微小病灶可避免二次手术)或用 Keyes 活检。除活检外,还需行宫颈细胞学检查;由于鳞状上皮病变通常累及其他部位,故需阴道镜检查宫颈和阴道。对于病灶较大的肿瘤,盆腔或腹股沟区 CT 或 MRI 扫描有助于检测相应部位的肿大淋巴结及转移病灶。

(四)治疗

1.治疗原则

妊娠合并外阴癌的治疗原则与非孕期基本相同。然而首先需考虑到在合并妊娠的情况下,外阴血液循环丰富,内分泌及免疫功能的改变易引起术中出血、术后感染;其次对于渴望保留胎儿的患者,其放射治疗和化疗均可对胎儿产生不良影响;另外,由于外阴皮肤、肛门及尿道正常组织往往难以耐受根治性放射剂量。因此,妊娠合并外阴癌的治疗,应根据孕周及肿瘤的大小、部位、期别、淋巴结有无转移而进行个体化处理。在妊娠 36 周前,根据病变部位、大小进行局部切除或外阴切除伴(或不伴)腹股沟淋巴结切除。对于孕 36 周以后的孕妇,由于孕晚期外阴血管增生会增加术后病率,推荐延期至产后进行治疗。分娩方式以剖宫产为宜。

2.手术时机

在孕早期,对于Ⅰ期、肿瘤浸润深度<1 mm、分化程度高、非中线型等低危患者,多行广泛局部切除术,切缘距肿瘤病灶应超过 2 cm,通常不需切除腹股沟淋巴结。因手术范围不大,可考虑在妊娠期手术,继续妊娠;对于期别晚、肿瘤浸润深度>1 mm、分化程度差、中线型高危患者,多采用改良式外阴广泛切除加腹股沟淋巴结清扫术。因手术范围广,或因术后需辅以放、化疗,以终止妊娠为宜。对于妊娠中期低危患者及侧边型癌,可先行外阴广泛局部切除术,待胎儿成熟后终止妊娠,在产后 2~3 周补行淋巴结清扫术;高危及中线型患者,可根据高危因素的多少,以及距离预产期的时间,权衡利弊,确定手术时间及是否需要终止妊娠。对于在 36 周及以后被确诊者,推荐终止妊娠产后 2~3 周再行手术治疗。

3.妊娠期手术后的分娩方式

如果病灶较大,手术瘢痕明显,阴道分娩有可能造成外阴严重撕裂出血者,应进行剖宫产,若考虑术后需行放疗,可同时考虑行卵巢移位术,以保留其功能。

4.术后补充治疗

术后高危因素包括手术切缘阳性、淋巴脉管间隙浸润、切缘邻近肿瘤(切缘到肿瘤距离<8 mm)、肿瘤大小、浸润深度、浸润方式(放射性或弥漫性),其中手术切缘阳性是外阴鳞癌术后复发的重要预测因素。若手术切缘阴性,术后可随访或根据有无其他高危因素选择辅助放疗;若手术切缘阳性,可考虑再次手术切除至切缘阴性,术后随访或根据有无其他高危因素行辅助放疗。切缘阳性无法再次手术切除或再次手术切缘仍为阳性者,需辅助放疗。对于淋巴结状态而言,可根据淋巴结评估结果指导术后放化疗,分为以下 3 种情况。

(1)淋巴结阴性(前哨淋巴结或腹股沟/股淋巴结):术后可随访观察。

(2)前哨淋巴结阳性:可考虑同期放化疗,或行系统性腹股沟/股淋巴结切除术,术后同期放化疗(尤其适合≥2 个前哨淋巴结阳性或单个淋巴结>2 mm 的前哨淋巴结转移患者)。

(3)腹股沟淋巴结切除术后发现淋巴结阳性,建议同期放化疗。

孕期尽量避免放疗,超过 0.1 Gy 的放射剂量可诱发新生儿出生缺陷。产后的辅助放疗量至关重要,只要确保足够的放射剂量及完全覆盖肿瘤侵犯区域,可采用 3D 适型或适型调强放射治疗。对于大块肿瘤患者,靶区设计需覆盖肿瘤周边组织。在少部分患者中,只需治疗表浅外阴病灶,可使用浅层电子束照射。

同期放化疗中,化疗药物推荐顺铂单药、5-FU+顺铂及 5-FU+丝裂霉素 C。晚期、复发及转移灶的化疗方案可选用顺铂单药、顺铂/长春瑞滨及顺铂/紫杉醇。

二、妊娠合并阴道恶性肿瘤

阴道癌占女性生殖道恶性肿瘤的 1%～2%,50 岁以下的阴道癌仅占全部阴道癌的 20%,妊娠合并阴道癌则非常罕见。据 2005 年统计,仅 16 例有关阴道癌合并妊娠的文献报道。

(一)诊断

由于阴道癌特别是晚期患者往往存在阴道流血的症状,极易与先兆流产相混淆,所以在确定妊娠合并阴道癌时要仔细鉴别,病理活检是确诊的依据。对于早期的可疑病灶,阴道镜指导下活检可提高阳性率。

(二)治疗

1.治疗原则

妊娠合并阴道癌少见,治疗原则可参考非妊娠期阴道癌的治疗。考虑到阴道癌以放射治疗为主且需要采用腔内放疗治疗,对胎儿发育和生存影响较大,因此在多数情况下需先终止妊娠,然后再接受放疗或同步放化疗。

2.治疗方法

原发性阴道癌的治疗方法有单纯放射治疗、手术或手术加放疗、放化疗综合治疗等。治疗方法的选择主要取决于病变部位、病灶大小、期别等因素。对于合并妊娠患者除了上述因素外,还应考虑妊娠的孕周及对胎儿的渴望程度。对于妊娠合并阴道上皮内瘤变或阴道原位癌的病例,妊娠早期可以用激光治疗或微波固化治疗、LEEP 以及 5-FU 软膏局部应用。对于中、晚期妊娠者,也可随访至妊娠结束后再行治疗。对于早期(Ⅰ～Ⅱa 期)阴道癌患者若病灶位于阴道下1/3段,且渴望生育者,可考虑扩大的局部病灶切除或加腹股沟淋巴结切除术,术后继续妊娠至分娩。若病灶位于阴道中、上段,无论是手术(多采用根治性全子宫和阴道切除及盆腔淋巴结切除)还是放疗(单纯腔内或体外腔内照射)均会影响胎儿的生存,应先终止妊娠。若仅行单纯放射治疗,则可先行体外放疗,待胎儿自然流产后再行单纯放射治疗;若胎儿较大,且期别较晚,估计手术难以切净病灶的患者,可行剖宫取胎,然后给予常规体外及腔内放疗。对于晚期妊娠的患者(36 周以上,胎儿可存活),则无论是期别的早晚还是病灶部位的不同,均可先行剖宫产,术后即可按非妊娠期阴道癌治疗。

三、妊娠合并输卵管肿瘤

原发性输卵管癌较为少见,占妇科恶性肿瘤的 0.2%～0.5%。妊娠合并输卵管癌更为罕见。虽然妊娠合并输卵癌发病率极低但其死亡率却很高,可高达43%～88%。可参照妊娠合并卵巢癌诊治规范进行诊疗。

(一)诊断

一般认为输卵管癌三联征为腹痛、阴道排液及盆腔包块。但临床上真正典型的三联征发生率不到 15%。绝大多数患者早期无明显临床症状。随着孕周的增加,肿物可能出现扭转、破裂等,从而引起急腹症。由于孕期检查逐步规范化,通常能在妊娠早期及中期查出一些无症状的疑似病例。妊娠期常见的筛查手段包括超声检查及血清学检查,必要时可辅助其他影像学检查。

妊娠期间定期超声检查能够发现部分疑似输卵管癌病例,但往往不易与盆腔其他疾病相区分,如卵巢肿瘤、输卵管卵巢脓肿等。其常见的超声学表现为附件区腊肠样肿物、囊实性肿物、分叶状肿物等。超声下肿物血流丰富,可呈低阻力血流信号。若超声检查不足以明确肿物性质或需除外其他诊断,必要时可行盆腔磁共振检查。妊娠期行增强 MRI 检查的时机最好选在孕 13 周之后,此时胎儿器官已形成,对于胎儿的影响较孕早期明显减小。而妊娠期不推荐行盆腔CT 检查。

CA125 是临床上常见的血清肿瘤标记物。约 80% 以上的输卵管癌患者血清 CA125 水平升高,约 87% 患者的肿瘤组织标本 CA125 染色阳性。但是妊娠早期 CA125 会出现生理性上升,至妊娠中期才会逐渐恢复正常,故妊娠早期 CA125 检查价值有限,妊娠中晚期可做参考。

(二)治疗

对于妊娠合并输卵管癌,其诊治规范原则同妊娠合并卵巢癌。

(三)预后

影响妊娠合并输卵管癌的预后因素同非妊娠期。与卵巢癌不同的是,输卵管癌更易腹膜后淋巴结及远处复发转移。即使是妊娠期,输卵管癌的治疗也应尽可能规范化,而终止妊娠并不会改变疾病结局。

参考文献

[1] 杨慧霞,狄文,朱兰.妇产科学[M].北京:人民卫生出版社,2020.

[2] 张春红.现代临床妇科手术技术[M].天津:天津科学技术出版社,2018.

[3] 尹娟.现代妇科疾病诊治实践[M].天津:天津科学技术出版社,2018.

[4] 张秋香.临床妇产科学诊疗[M].北京:科学技术文献出版社,2020.

[5] 李光凤.临床妇产实践技术[M].长春:吉林科学技术出版社,2020.

[6] 温丽宏.新编妇产科疾病诊断与治疗[M].长春:吉林科学技术出版社,2019.

[7] 詹银珠.妇产科学基础与临床[M].天津:天津科学技术出版社,2020.

[8] 唐建.产科疾病临床诊疗[M].哈尔滨:黑龙江科学技术出版社,2019.

[9] 巢时斌.妇科临床治疗与检验[M].北京:中国纺织出版社,2017.

[10] 刘燕.妇科疾病的诊治要点[M].武汉:湖北科学技术出版社,2019.

[11] 王冬.实用临床妇产科学[M].郑州:郑州大学出版社,2020.

[12] 李荣光,李存利,王海荣.临床妇产科学[M].厦门:厦门大学出版社,2020.

[13] 李良.临床妇科疾病诊疗精要[M].天津:天津科学技术出版社,2017.

[14] 亓玉淑.妇科疾病的诊断流程与治疗对策[M].哈尔滨:黑龙江科学技术出版社,2017.

[15] 彭洁.妇科常见疾病临床指南荟萃[M].苏州:苏州大学出版社,2018.

[16] 李莉,魏美艳.妇科工作实践手册[M].北京:科学技术文献出版社,2018.

[17] 温菁,张莉.简明妇产科学[M].北京:科学出版社,2020.

[18] 朱瑞珍.妇产科学理论与临床实践[M].北京:科学技术文献出版社,2020.

[19] 李静.临床妇科疾病诊治精要[M].北京:科学技术文献出版社,2017.

[20] 刘静,赵佩汝,刘迪.妇科常见病诊治[M].济南:山东科学技术出版社,2018.

[21] 谢晓英,徐小琴,朱亚飞.妇产科学[M].北京:化学工业出版社,2020.

[22] 马晓晋.临床妇产科精要[M].天津:天津科学技术出版社,2019.

[23] 甘露,李晖,梅小琴.现代妇科与产科进展[M].长春:吉林科学技术出版

社,2018.

[24] 宋凤英.现代妇科临床指导[M].长春:吉林科学技术出版社,2018.

[25] 范学亮,吕淑民,王秀兰.妇科与产科学[M].南昌:江西科学技术出版社,2019.

[26] 陈艳.现代妇产科诊疗[M].北京:中国纺织出版社,2019.

[27] 高凤美.现代产科理论与实践[M].昆明:云南科技出版社,2019.

[28] 王伟莎.妇产科临床诊治[M].武汉:湖北科学技术出版社,2017.

[29] 陈慧.妇产科基础与实践[M].长春:吉林科学技术出版社,2017.

[30] 陈文彦.实用妇科疾病诊疗[M].长春:吉林科学技术出版社,2019.

[31] 李奇洙.新编妇产科学[M].哈尔滨:黑龙江科学技术出版社,2020.

[32] 刘玉姣.临床常见妇科病诊疗[M].长春:吉林科学技术出版社,2019.

[33] 姬春慧.临床产科规范化诊疗[M].北京:中国纺织出版社,2018.

[34] 李静.临床妇产科诊疗[M].天津:天津科学技术出版社,2019.

[35] 闫懋莎.妇产科临床诊治[M].武汉:湖北科学技术出版社,2018.

[36] 钟炜.分析常见妇产科疾病的有防治[J].人人健康,2019(4):68-69.

[37] 李雪.妇科疾病治疗中的合理用药管理探析[J].中国卫生产业,2019,16(30):36-37.

[38] 陶峰,程吉,陈磊.妊娠剧吐与妊娠期高血压疾病的相关性研究[J].现代妇产科进展,2019,28(8):594-596.

[39] 崔艳婷.孕妇妊娠年龄与妊娠高危因素及妊娠结局的相关性[J].中国妇幼保健,2019,34(21):4869-4871.

[40] 李敏.探讨妇产科治疗阴道炎的方法及临床效果[J].世界最新医学信息文摘,2017(44):49.